《内经》古今医案析要

主 编·苏 颖 王利锋

副主编·徐方易 王 焱 胡亚男

聂金娜 蔡佳丽 付 琨

上海科学技术出版社

U0279230

内 容 提 要

本书遵从《内经》主旨，从古今医学著作中精选医案 225 例，每案依照《内经》理论予以分析。全书根据医案内容分为病因病机、经脉气血、脏腑阴阳、病证、五运六气及治则治法六章。每章分类，所引经文下包含 1 个或数个医案。本书对于学习者运用《内经》理论指导临床具有重要参考价值。

图书在版编目（CIP）数据

《内经》古今医案析要 / 苏颖，王利锋主编. -- 上海 ： 上海科学技术出版社，2020.11
ISBN 978-7-5478-5120-3

Ⅰ．①内… Ⅱ．①苏… ②王… Ⅲ．①《内经》-医案-汇编-中医学院-教材 Ⅳ．①R221

中国版本图书馆CIP数据核字(2020)第203347号

《内经》古今医案析要

主编 苏　颖　王利锋

上海世纪出版（集团）有限公司
上 海 科 学 技 术 出 版 社　出版、发行
（上海钦州南路 71 号　邮政编码 200235　www.sstp.cn）
苏州工业园区美柯乐制版印务有限责任公司印刷
开本 787×1092　1/16　印张 9
字数 160 千字
2020 年 11 月第 1 版　2020 年 11 月第 1 次印刷
ISBN 978 - 7 - 5478 - 5120 - 3/R·2202
定价：48.00 元

编委会名单

主编

苏　颖　王利锋

副主编

徐方易　王　焱　胡亚男　聂金娜

蔡佳丽　付　琨

编委

张学兵　马　跃　高喜旺　沈罴龙

张　乐　孙　畅　徐艺连　蔡立伟

龙云翀　贾春莲

前　言

　　《黄帝内经》（简称《内经》）包括《素问》《灵枢》两部分，是中医学最早的经典著作。《内经》理论源于临床，集中地体现了我国古代医学成就，创立了中医学理论体系，为中医学数千年的发展奠定了坚实基础，被后世尊奉为"医家之宗"。后世医家精研《内经》，并运用《内经》理论指导临床实践，使《内经》理论得以不断传承和发展，为中华民族的健康、生存与繁衍，以及与疾病做斗争的过程中做出了巨大贡献。因此，《内经》是世代习医者必读之书。

　　由于《内经》成书年代较早，其思想渊源涉及中华优秀传统文化中以道家、阴阳家为代表的诸子思想，其内容包含了人体生命活动规律、养生、禀赋、经络、腧穴、病因病机、病证、诊法、治则治法，以及五运六气理论等，其义理博大精深，使学习者运用《内经》理论指导临床运用过程中，可能会有所困惑。

　　因此，为了广大学习者更好地理解《内经》理论的临床指导意义，以及在临床治疗中的作用，我们编写了《〈内经〉古今医案析要》。本书从40余部古今中医临床经验著作中精选了225例医案，按照医案的内容分为病因病机、经脉气血、脏腑阴阳、病证、五运六气及治则治法6章，所引经文下包含1个或数个医案，每案运用《内经》理论为指导予以分析，以方便学习者理解及运用。

　　由于能力水平有限，还望各位同仁不吝赐教并提出宝贵意见。

苏　颖

2020年8月于长春中医药大学五运六气研究所

目录

第一章

病 因 病 机

一、外感因机

1. 诸风掉眩，皆属于肝

● **医案1**　长兴林中尊，年逾五旬，因送按台回县，舟中便觉身体倦怠，头目眩运，比至衙即头振动摇，欲语不能，喉中喘逆。众医齐集，所投者，惟以牛黄苏合丸、大小续命汤而已。予适在省中，令人急追，及至已旬日矣，诸症如故。予诊之，六脉沉缓而弱，左关尺尤甚，此肝肾经虚，精气暴夺之症也。及审所以发病之由，乃因按院临湖，严厉特甚，动辄督过，自迎接行香，以至考察起行，惟恐失错，劳烦之极，归即病作耳。

处方：枸杞为君以补肾，天麻、川芎为臣以益肝，三味虽二经之主药，然非人参无以为助，又用人参少加附子以为佐，天冬麦冬以为使。二剂约数两，服后诸症顿减。用八味丸间服，至十剂而全愈矣。

——《陆氏三世医验》

析要　《素问·至真要大论》云："诸风掉眩，皆属于肝。"刘完素曰：此非外来风邪，由将息失宜，肾水不足，心火亢甚所致。此皆论述此病成因。《素问·至真要大论》又云："诸逆冲上，皆属于火。"本案患者振动喘逆为肾气不足，无以制火导致。其人至中年之际，肾气原本就不充足，今又劳倦惊恐过度，损伤肾气，于是导致火无所制，热极生风。《素问·举痛论》云："恐则气下。"声者，气之所发也。今气下，故声不出也。并且肝肾二经之脉循行俱挟舌本，所以声之不出，是此二经不足所致。故治疗宜壮二经之气，以治其标；滋二经之血，以治其本。

● **医案2**　室人，烦劳伤阳，无寐耳鸣，头晕欲呕，伏枕稍定，虚阳上巅，风动痰升，眩呕乃作。宜潜阳息风。

牡蛎（煅研）　白芍　五味　甘菊炭　天麻（煨）　半夏（青盐炒）生地（炒）　茯神　枣仁　桑叶　二服随愈。

——《类证治裁》

析要　眩晕等表现为风的病证，都可以归结为肝，故林佩琴用平肝潜阳、收敛安神之品。

● **医案3**　痰火风在上，舌干头眩。天麻，钩藤，菊花，橘红，半夏曲，茯苓，栀子，花粉。

——《临证指南医案》

析要　《素问·标本病传论》云："肝病头目眩。"肝为藏血之脏，开窍于目，肝经达巅顶，连目系，肝外应于风木，风胜则动。本案患者肝阳上亢，化风动火，风火相煽，扰乱清空，火热又灼伤津液，导致舌干眩晕证的发生，故叶桂运用息风祛痰清热之药治疗。

● **医案4**　孙如亭令政，年过四十，眼偶赤肿，两太阳疼痛，大便不行者三日。平时汛期一月仅二日，令行四日犹且未止。里有开化余云谷者，自谓眼科捷手，医治逾候，肿赤不消而右眼内眦突生一白泡，垂与鼻齐，大二寸余，余见而骇走，以为奇疾，莫能措剂。又见其呕吐眩晕，伏于枕上，略不敢动，稍动则眩愈极，吐愈急，疑其变而不治。予为诊之，两寸关脉俱滑大有力，两尺沉微。予曰：此中焦有痰，肝胆有火，必为怒气所触而然。《内经》云：诸风掉眩皆属肝木，诸逆冲上皆属于火。盖无痰不作晕也。眼眦白泡乃火性急速，怒气加之，气乘于络，上而不下，故直胀出眼外也。古壮士一怒而目眦裂，与白泡胀出眦外理同。肝为血海，故血亦来不止。治当抑其肝木，清镇痰火，则诸症自瘳。先用姜汁益元丸压其痰火，以止其吐，再以二陈汤加酒连、酒芩、天麻、滑石、吴茱萸、竹茹、枳实，煎饮。一帖吐止晕定，头稍能动。改用二陈汤加芩、连、谷精草、香附、夏枯草、吴茱萸、薏苡仁两剂，赤肿消，白泡敛。四剂痊愈，血海亦净，从是后不发。

——《孙文垣医案》

析要　《素问·至真要大论》云："诸风掉眩，皆属于肝……诸逆冲上皆属于火。"本案患者中焦有痰，肝胆有火，故治当先抑其肝木兼清痰火。方以二陈化痰加天麻、黄连、黄芩、滑石等清泻肝火之品为主，再加以谷精草、夏枯草、吴茱萸等药消除目胀。

● **医案5**　某，酒客中虚，痰晕。二陈加术、白蒺藜、钩藤、天麻。

——《临证指南医案》

析要　《灵枢·卫气》云："上虚则眩。"本案患者因饮酒过度，导致五脏所伤，湿浊内蕴，清阳不升，头目失养，从而发生眩晕。故叶桂用二陈汤祛痰，天麻、钩藤平肝等息风。

● **医案6**　潘姓患者，年60岁，男。1987年6月25日初诊。头晕目眩，反复发作10年余，耳鸣易怒，失眠多梦，口苦口黏，下肢浮肿，舌胖红边有齿痕，苔薄黄中腻，脉弦滑数。证属肝阳上亢，水湿内阻。治当平肝潜阳，利水消肿。

处方：生石决明（先煎）30克　夏枯草15克　益母草15克　车前草10克　豨莶草10克　草薢10克　晚蚕砂（包煎）10克　芦根20克　生薏仁15

克　藿佩各10克　黄精10克　6剂。

[二诊]　药后眩晕耳鸣减径，已能入睡，下肢浮肿大减，口黏便溏，舌胖红边有齿痕，苔薄黄中腻，脉弦滑，再以原义出入。

处方：夏枯草15克　车前草15克　益母草15克　豨莶草10克　荷叶10克　藿佩各10克　扁豆10克　山药10克　葛根10克　木香6克　砂仁（后下）3克　6剂。

药后眩晕大愈，大便正常，下肢浮肿消除。

——《董建华老年病医案》

析要　本案总属肝阳上亢，肝木克土所致。方中设生石决明、夏枯草、益母草、车前草、豨莶草、平肝潜阳，利水导热；草薢、晚蚕砂去湿化浊；芦根、生薏仁、藿香、佩兰既能利水化湿以助火降肿消，又能清解暑热而为时令药；黄精甘平，入肺肾脾，功能润肺、滋阴、补脾，既能与薏仁相互呼应而奏健脾之功，又能与平肝疏肝之药协同起到滋补肝肾精血的作用。二诊方中，鉴于水湿下注势减，而趋于大肠势增，乃伍荷叶、葛根升脾阳，扁豆、山药益脾气阴，木香、砂仁醒脾胃气。

● **医案7**　刘姓患者，年65岁，男。1987年8月24日初诊。4年来，反复头晕眼花，目涩耳鸣，腰膝酸软，咽干微咳，烦热形瘦，舌嫩红少苔，脉细小而数。证属肝肾阴亏，虚阳上扰。当以补益肝肾，潜阳息风。

处方：冬青子10克　旱莲草10克　潼蒺藜10克　枸杞子10克　茺蔚子10克　决明子10克　生石决明（先煎）20克　菊花10克　钩藤10克　桑叶10克　赤芍6克　6剂。

药后头晕眼花减轻，目涩好转，腰酸，咽干、烦热稍缓解，咳干，舌嫩红，苔薄白边少苔，脉沉细。守原义，原方药味略有出入，继服20余剂，诸症大愈。

——《董建华老年病医案》

析要　无论是素体阳盛，还是肾水素亏，均可导致肝阴不足而形成眩晕证。本案患者由于肝血不充，肾精不足，故头晕眼花、目涩耳鸣、腰膝酸软；木火刑金，故烦热形瘦、舌嫩红少苔、脉细小而数。高龄之人，肝肾阴亏之体，虚风内动不可不防，故治宜益肝肾，且须潜阳息风。方设冬青子、旱莲草、潼蒺藜、枸杞子、茺蔚子、决明子益肝肾之精，降虚火，明目窍；生石决明、菊花、钩藤潜阳平肝息风，桑叶清泄肺肝之热，又能明目；赤芍苦微寒，入肝经，于此则凉血以防虚热动血，行瘀以防热邪煎熬津液成瘀。

● **医案8**　王姓患者，年81岁，女。1986年10月27日初诊。头晕2年，反复发作，心悸气短，口干咽干，食少便溏、舌红无苔，脉细小而数。证属脾胃受损，气阴两亏。治当益气养阴。

处方：白术 6 克　扁豆 10 克　山药 10 克　茯苓 10 克　太子参 10 克　谷麦芽各 10 克　天花粉 10 克　葛根 10 克　石斛 10 克　芦根 10 克　荷叶 10 克　6 剂。

药后头晕便溏好转，精神好转，舌红少苔，脉细小而数。遵法处方，于药味略有进退，20 余剂后，头晕大减，余症基本消除。

——《董建华老年病医案》

析要　气虚则清阳不升，阴血亏虚则头目失养，从而发生眩晕。本案患者由于脾胃不足，脾胃气虚则食少便溏，气短心悸；脾胃阳虚则口干咽干，舌红无苔，脉细小而数；气阴两虚，头窍失养，则为眩晕。方中白术、扁豆、山药、茯苓、太子参益气养阴，健脾止泻；天花粉、葛根、石斛、芦根、荷叶滋养脾胃之津，葛根、荷叶又能升发脾之清阳；谷麦芽健脾胃助消化，以和胃气。本案以脾脏气阴两虚为主，且有胃津不足之象，临床治疗切不可只重一面，贵在两者兼顾。

● 医案 9　谭妇，六月二十八日。肝胃气郁，中焦运化亦差，头晕，脘痛，周身不适，大便较秘，脉象弦滑，宜平柔和中。

处方：生石决明（先煎）两钱　旋覆花（布包）四钱　广木香二钱　知母三钱　川黄柏三钱　桑寄生六钱　生赭石三钱　川郁金三钱　川牛膝三钱　杏仁泥三钱　川厚朴二钱　全栝楼六钱　枳壳二钱　台乌药三钱　莲子仁二钱　龙胆草三钱　藕两、鲜荷叶一个。

——《孔伯华医案》

析要　本案患者肝气郁滞以致气机运行失常，气机逆乱肝气上逆发为眩晕。肝木横犯脾土，以致脘痛、便秘等，故治应从肝入手，遵疏肝解郁、行气和中之大法。

● 医案 10　张左　头痛眩晕。苔白厚腻，脉濡缓微滑。肝阳挟痰上腾。拟息肝化痰。

处方：制半夏一钱五分　白蒺藜三钱　炒竹茹一钱五分　煨天麻一钱五分　甘菊花二钱　薄橘红一钱　净钩藤三钱　石决明四钱　茯苓三钱　白金丸（七分）　分二次服。

［二诊］　化痰泄热。眩晕稍减未止，脉象细弦。经云：头痛巅疾，下虚上实。原因肾水内亏，阳气上冒。再拟育阴潜阳法。

处方：龟板（先煎）六钱　牡蛎八钱　白菊花一钱五分　白蒺藜三钱　杞

子三钱　生地四钱　黑豆衣三钱　粉丹皮二钱　煨天麻一钱五分。

——《张聿青医案》

析要　《素问·标本病传论》云："肝病头目眩，胁支满。"肝阳化风动火，上扰清窍，则头痛眩晕；此人苔白厚腻，脉濡滑，亦有痰湿之邪，故先息肝风化痰浊，后因肾水内亏而阳气上越，再治以滋阴潜阳的方法，达到养肝息风止晕的目的。

● **医案 11**　痰火风在上，舌干头眩。天麻，钩藤，菊花，橘红，半夏曲，茯苓，栀子，花粉。

——《临证指南医案》

析要　肝为藏血之脏，开窍于目，肝经达巅顶，连目系，肝外应于风木，风胜则动。本案患者肝阳上亢，化风动火，风火相煽，扰乱清空，火热又灼伤津液，导致舌干眩晕证的发生，故叶桂运用息风祛痰清热之品予以治疗。

● **医案 12**　张某，女，38 岁。1960 年 4 月 12 日初诊。一年多来卧床不起，头痛，头晕，目眩，耳鸣，心慌，气短，颈转动困难，身倦乏力，精神不振，腰痛腿酸，大便有时溏，小便正常，食纳不振，月经不调，口干不饮，舌淡红无苔，脉沉弦细数。西医诊断为神经症。属肝肾不足，阴虚阳亢之证。治宜壮水之主，以制阳光。因久服汤剂，胃气难任荡涤，故采用膏丸。

处方：每早服桑椹膏三钱，开水冲服；服杞菊地黄丸，每晚二钱，开水送下。连服一个月。

[二诊]　精神转佳，食纳增加，每日能起坐四五次，大便已不溏，小便正常，有时胸闷，起坐时周身发抖，头痛，眩晕，睡眠不佳，左膝关节酸痛，脉舌同前。依前方加生熟枣仁各一钱五分，远志七分，夏枯草一钱，水煎取汁代汤早冲桑椹膏，晚送杞菊地黄丸。续服一个月。

[三诊]　已能起床下地活动，食欲渐增，但仍有头晕，改用养阴健脾兼治。早服人参养荣丸三钱，晚服杞菊地黄丸三钱。继服一个月。

[四诊]　精神更佳，已能出户外散步，饮食逐渐增加，大便正常，月经亦调，但仍有头痛，头晕，心慌寐差，舌质正常，脉左寸微感不足，余脉弦缓。病势虽有好转，但肝阴与心气仍感不足，治宜养阴潜阳并益心气，仍主小剂缓图。

处方：茯苓、茯神各五钱　生熟枣仁各一两　炒远志肉五钱　煅石决明一两五钱　珍珠母一两五钱　灵磁石一两五钱　怀山药一两　潼蒺藜一两　怀牛膝一两　夏枯草一两　黄菊花一两　冬桑叶一两　黑芝麻一两五钱　枸杞子一两　金石斛一两　炙龟板二两。共研为粗末，和匀，分三十包每包约六钱余，每日一包，水煎去渣取汁，兑桑椹膏三钱，分二次热服。

连服两个月诸证悉平，已能外出活动，再服两个月，一切正常而恢复工作。

——《蒲辅周医案》

析要　阳动则风生，肝缓则风息，阴虚则阳亢，阴液充足则阳潜。本例患者久病卧床不起，阴虚阳亢，水不涵木，肝风上扰导致此类症状，检阅以前所服之方无非补气补血，然久服无功，故初用滋阴为主，以膏丸缓图，不伤胃气，继则养阴和阳，终则滋阴潜阳而见效甚速，诸症消失。本案以胃气为本，以汤剂荡涤欲速而不达，乃胃气不胜药之故。

● **医案 13**　室人，烦劳伤阳，无寐耳鸣，头晕欲呕，伏枕稍定，虚阳上巅，风动痰升，眩呕乃作。宜潜阳息风。牡蛎（煅研）、白芍、五味、甘菊炭、天麻（煨）、半夏（青盐炒）、生地（炒）、茯神、桑叶。二服随愈。

——《类证治裁》

析要　本案患者因烦劳伤阳，引起不寐、耳鸣、头晕、欲呕等症状。究其原因，多为虚阳上扰，肝风内动，痰浊上升，治宜平肝潜阳息风。故林佩琴用平肝潜阳、收敛安神之品，两剂诸证皆愈。

● **医案 14**　林右　营血久亏，肝木失养，风阳大动，窜入经络，遍身酸楚。兹当风木司令，阳气弛张，叠次痉厥，厥回而神识昏迷，脉细涩如丝。深有阴阳相决之虞，未可视为惯常也。拟护神潜阳法，备请商定。

块辰砂（绢包）三钱　茯神三钱　煅龙骨三钱　龟甲心（刮白先煎）五钱　丹皮二钱　秦艽一钱五分　女贞子三钱　稆豆衣四钱　炒远志四分。另濂珠三分　川贝四分　真金箔一张　三味研末，先调服。

[**二诊**]　痉厥已定，神情亦清，然心中悸荡，音低气怯。虚损之极，聊为敷治而已。

处方：人参须（另煎冲）一钱　块辰砂（包）三钱　茯神三钱　牡蛎（煅）四钱　龙骨三钱　稆豆衣四钱　橘红一钱五分　潼沙苑（盐水炒）三钱　女贞子三钱　金器一件。

[**三诊**]　痉厥之后，身发白㾦，是病久中虚之极也。屡次发热，脉象虚微，阴不足而阳有余。当气阴兼顾。

处方：台参须（冲）一钱　女贞子（炒）三钱　牡蛎（煅）四钱　小黑豆衣四钱　炒枣仁二钱　朱茯神三钱　龙骨（煅）三钱　龟甲心（炙，先煎）四钱　潼沙苑三钱　炙鳖甲四钱。

——《张聿青医案》

析要　《素问·方盛衰论》云："是以气多少逆皆为厥。"《素问·至真要大论》云："诸风掉眩，皆属于肝……诸暴强直，皆属于风。"本案病证为痉厥，主要病机为阴血亏虚、筋脉失养、肝风内动，故治以滋阴潜阳、平肝息风。二诊、三诊痉厥已定，身体尚虚，故气阴双补以补其虚。

2. 诸湿肿满，皆属于脾

● **医案 1** 大腹胀满，便溏，舌苔冷白，口喜热饮，肤热脉数。脾阳大虚，无力运化湿浊，而成鼓也，理之棘手。处方：附桂治中汤加木瓜、草果、当归。

[二诊] 进温补四剂，腹胀渐和，其邪从下焦而泄，所以大便作泻，然肤热未退，小便未长，干欲热饮，胃不思谷，白苔已薄，舌质转红。中阳稍振，湿热未清。

处方：理苓汤。

——《柳选四家医案》

析要 《素问·至真要大论》云："诸湿肿满，皆属于脾。"本案患者脾阳虚无力运化水湿，故而成鼓。治以温阳健脾，祛湿利水为大法。舌苔冷白，是桂、附之证，四剂而能便泄，邪从下出，中阳尚好，脾气尚未衰尽，更以舌质转红，知湿热壅甚，所以转方减去附、桂，参、术已足扶脾，外加四苓，以达祛湿之效。

● **医案 2** 茅蓬陈，三月二十九日。湿着经络，寒热交作，脉弦濡，舌苔黄滑，口渴，足跗冷彻骨中。宜宣明桂苓甘露饮加减。

处方：白茯苓四钱　绵茵陈二钱　滑石四钱　晚蚕砂（包）二钱　桂枝七分　石膏三钱　光杏仁三钱　秦艽钱半　江西术一钱　防己钱半　栝蒌根三钱　泽泻三钱。

——《重订邵兰荪医案》

析要 湿郁脾胃之阳，脾胃以膜相连，邪伏于此，则寒热交作。《素问·太阴阳明论》云："脾病而四肢不用。"脾主肌肉主四肢，脾主运化水湿，故脾虚湿气不运足多浮肿。治以桂苓甘露饮，导湿分消而宣通阳气。

● **医案 3** 吴仲峰先生邀予诊，时为仲秋初二日也。六部皆沉微，而左尤甚，隐隐又如蛛丝之细。

症则原以肠风去血，过服寒凉，致伤脾胃。自春至秋，脾泄不愈，日夜十二三行，面色黄白带青，两颐浮肿，四肢亦浮，小水不能独利，利必与大便并行，肠鸣，四肢冷，口不渴，饮食大减，口唇龈肉皆白。其为人也，多忧思。夫四肢者，脾之所主，清冷为阳气不充。两颐乃肾经部位，浮肿更见肾气之不足也。脉沉微与面色黄肿，皆属于湿。书云：诸湿肿满，皆属脾土。合脉症观之，由脾虚不运，积湿而然，虚寒明矣。病至此，势亦甚危，第形症相符，色脉相应，又能受补，庶几可生也。法当大温补升提。以东垣益胃升阳渗湿汤加减调理。人参三钱，白术五钱，黄芪二钱，茯苓、益智仁、苍术、泽泻各一钱，大附子五分，炮姜、炙甘草、升麻、防风各五分，连服八帖，诸症悉减。乃嘱之曰：病虽暂愈，宜戒生冷、忧思，庶服药有效，切勿轻犯，犯之非药石可回也。翁曰：诺，敢不唯命？

——《孙文垣医案》

析要 本案患者本因过服寒凉之品而伤及脾胃，脾胃气机升降失常而导致肠鸣泄泻、四肢不温虚浮，加之患者性格多忧思忧虑，思伤脾，故脾胃功能失司而致此病。法当温胃健脾，补气渗湿。方中人参、白术、黄芪补益脾胃之气，茯苓、益智仁、苍术、泽泻淡渗利湿，附子、炮姜、炙甘草、升麻、防风温中散寒，升提阳气止泻。

3. 诸痛痒疮，皆属于心

• **医案** 江汝洁治一妇人，患上身至头面俱痒，刺痛起块，众医皆谓大风等症。江诊得左手三部俱细，右手三部皆微实，大都六脉俱数。经曰微者为虚，弱者为虚，细者气血俱虚，盖心主血，肝藏血，乃血虚无疑。肾藏精属水，其部见微，乃为水不足，水既不足，相火妄行无制，以致此疾。经曰诸痛疮痒，皆属心火，右手寸脉实，实者阳也。《脉经》曰：诸阳为热。乃热在肺分，火克金故也。且肺主皮毛，皮毛之疾，肺气主之，胸膈及皮毛之疾为至高之疾也。右关微为实，乃火在土分，土得火则燥，肌肉之间，脾气主之，肌肉及皮毛痛痒，皆火热在上明矣。右尺微实，火居火位，两火合明，阳多阴少。治宜补水以制火，养金以伐木，若作风治未免以火济火，以燥益燥也。乃以生地黄、白芍各一钱，参、芪各六分，连翘、丹皮各六分，麦冬八分，柏皮、防风、甘草各四分，五味子九粒，黄连四分（配方之妙，笔难尽述），水煎，温服，渣内加苦参一两再煎，洗，十数剂而安。

——《名医类案》

析要 《素问·至真要大论》云："诸痛痒疮，皆属于心。"《脉经》云："数即有热，迟即生寒。诸阳为热，诸阴为寒。故别知脏腑之病也。"本案患者热在心肺，火克金也，故黄连、黄柏、连翘、丹皮清心中之火，麦冬、五味子、地黄养肺之阴。火热太过则耗气，兼以黄芪、人参补益心肺之气。

4. 诸逆冲上，皆属于火

• **医案1** 马某，女，70岁。因生日多食酒肉而发生呃逆，声震屋瓦，不得安宁。头之两侧太阳穴因打呃而酸痛。其口苦而臭秽，且燥渴欲饮，腹满便秘，小溲黄赤。辨为肝胃火气上冲所致，《素问·至真要大论》所云"诸逆冲上，皆属于火"之谓也。治当苦寒直折，使其火降则呃自止也。

处方：黄连10克　黄芩10克　黄柏10克　栀子10克　大金钱草20克　白花蛇舌草15克　龙胆草8克　三剂。

[二诊]　病衰大半。转方用黄连导赤汤，促使火热之邪从小便而出。

处方：黄连10克　生地30克　木通10克　竹叶15克　生甘草6克。服五剂而病瘳。

——《刘渡舟临证验案精选》

析要　《素问·至真要大论》云："诸逆冲上，皆属于火。"本案患者辨为肝胃火气上冲所致，治当苦寒直折，降火止呃。胃为阳腑，喜润恶燥，胃火炽盛，其气上冲，则可致呃逆、呕吐之症。因火性急速，故火气上逆多发病急骤，且声音洪亮。患者年高，脾胃之气虚弱，过食肥甘，消化不及，致使肠胃积热，故伴有口臭腹满、溲赤、便结等症。治当清泄胃中火热，方选黄连解毒汤加味，苦寒直折，令火邪下降，从三焦而去。又因其舌苔腻，脉滑，兼挟湿热浊邪为患，故加金钱草、白花蛇舌草、龙胆草清湿热。火热之邪消除大半，再用导赤类，邪从小便出，五剂而愈。

● **医案2**　少司马北川陆公，原有痰火，因感冒后复触大怒，日中不觉所苦，夜卧发热，咳嗽见红。予适往吴江，是夜接一医商议，且先服童便数钟，服后血止，嗽亦不甚。清晨复吐血，比夜更多，而嗽亦甚，延数医诊治，以陆公年数已周甲，而房事颇浓，争投滋阴降火，犀角地黄汤及六味地黄汤加知母、黄柏之类。至五日，予始至，病势甚剧，喘急倚息，彻夜不卧，时天气和暖，而极其畏寒。诊其脉，两寸关浮洪而滑，两尺稍沉而数。予未悉其受病之因，谓其长君陆乐川曰：尊公似有感冒不曾解散，今将有入里之意。因询致病之源及数日治法。予曰：初之见血，因其怒也，外感仍宜解散，乃以童便遏之，又重以阴凉之药滋之，表气壅郁，外不解，则内益不舒。日积之痰，新得之怒，二火皆无所泄，宜其愈逆而冲上也。然脉实症实，终属有余之邪，何必如此遑急？今尚畏寒，表证犹在，而喘急冲逆，阳明府中之热尤甚，宜合攻之，解散在经之邪，肃清胃府之热，而诸症自释。因用干葛、石膏为君，桑皮、前胡、杏仁、苏子为臣，薄荷、黄芩为佐，甘草、木通为使，一剂而减十之三，二剂而减十之七。明日诊之，寸、关已平，尺尚洪数，乃以前剂加元明粉三钱，一剂出稠秽甚多，诸症全失矣。

——《陆氏三世医验》

析要　《素问·举痛论》云："怒则气逆，甚则呕血及飧泄。"本案患者禀赋极厚，年逾花甲，犹能不远房帏，初起感冒咳嗽见血，因素有痰火，由情绪大怒所诱发。故外感仍宜解散，诸医误以童便遏之，又重以阴凉之药滋之，表气壅滞，外不解则内更不舒，日积之痰，新得之怒，二火皆无所泄，宜其愈逆而冲上也。然而脉实证实，终属有余之邪，今尚畏寒，表证犹在，而喘急冲逆，阳明府中之热尤甚，宜合攻之，解散在经之邪，肃清胃府之热，则诸症自释。

● **医案3**　臧六老，上吐血下泻血，胸膈背心皆胀，原从怒触，又犬肉所伤，故发热而渴。医者皆作阴虚火动，而为滋阴降火，胸背愈胀，血来更多。予诊之，两关俱洪滑有力。谓曰：此肝脾二经有余症也，作阴虚治，左矣！《内经》曰：怒伤肝，甚则呕血并下泄。胸背胀痛，瘀血使然。脾为犬肉所伤，故不能统血。今误用地黄、麦冬、黄柏、知母等剂，是以脾益伤，而上焦瘀血愈滞也。惟调气健脾兼之消导，则万全矣。六老曰：人皆谓劳怯，故发热吐红，血上吐，阳络伤也；血下行，阴络伤也。阴阳俱伤，法当不治，公独认非阴虚何也？予曰：脉书云：脉数无力者阴虚也。今脉固非阴虚。书又曰：凡阴虚之热，发于申酉戌间，夜半而退，明日犹是，如潮信然。以下午乃阴分主事，故曰阴虚潮热也。今热不分昼夜，而症亦非阴虚，故曰作阴虚治者左也。六老闻言大喜曰：公诚见垣一方者，幸惠一匕以生之。即与山楂、香附、枳实，调气消导为君；丹参、丹皮、桃仁、滑石、茅根，化瘀血为臣；黄连、芦根，解犬肉之热为佐。四帖，胸背宽，血吐止，惟腹中不舒，仍以前药同丹溪保和丸与之，四帖，大便下极臭黑粪半桶，寝食俱安矣。

——《孙文垣医案》

析要　本案患者发怒后吐血泻血，又食狗肉，狗肉大热，故发热而渴。其脉洪滑有力，可知肝脾存有实热，法当清热导滞，方用山楂、香附、枳实以消导气滞，丹参、丹皮、桃仁、滑石、茅根以凉血化瘀，黄连、芦根以滋阴清热全方可使气机通，瘀滞除，故愈。

5. 诸躁狂越，皆属于火

● **医案1**　黄某，男，42岁。因家庭夫妻不和睦，情志受挫，发生精神分裂症。数日来目不交睫，精神亢奋，躁动不安，胡言乱语，睁目握拳，作击人之状。口味秽臭，少腹硬满，大便1周未行。舌苔黄厚而干，脉来滑大有力。辨为火郁三焦，心胃积热之发狂。

处方：大黄8克　黄连10克　黄芩10克。

服药三剂，虽有泻下，但躁狂亢奋之势仍不减轻。病重药轻，须增大其服，原方大黄剂量增至 12 克，泻下块状物与结屎甚多，随之便神疲乏力，倒身便睡，醒后精神变静，与前判若两人，约 1 周方恢复正常。

——《刘渡舟临证验案精选》

析要 《素问·至真要大论》云："诸躁狂越，皆属于火。"火盛阳亢，心胃积热，三焦不利，六腑不通，故见精神亢奋、烦躁不安等症。本案患者苔黄、脉滑有力，则必以泻心胃之火而下大便为主，方用三黄泻心汤苦寒直折邪气，泻火坚阴。若兼有腹胀疼痛，改用大承气汤其效更捷。

● **医案 2** 滑伯仁治一僧，病发狂谵语，视人皆为鬼。诊其脉累累如薏苡子，且喘且搏。曰：此得之阳明胃实。《素问》有云：阳明主肉，其经血气并盛，甚则弃衣升高，逾垣妄詈。遂以三化汤三四下，复进以火剂（黄连解毒汤）乃愈。

——《古今医案按》

析要 《素问·阳明脉解》云："阳明主肉，其脉血气盛……病甚则弃衣而走，登高而歌。"本案患者阳明热盛，循经上扰，发为癫狂，故治以消阳明之实并清热解毒为总则。

6. 诸呕吐酸，暴注下迫，皆属于热

● **医案** 王妪 寒热呕恶，饮食不进，腹痛痢下，日夜五六十次，赤白相杂，里急后重，舌苔腻布，脉象浮紧而数。感受时气之邪，袭于表分，湿热挟滞，互阻肠胃，噤口痢之重症。先宜解表导滞。

处方：荆芥穗一钱五分　青防风一钱　淡豆豉三钱　薄荷叶八分　藿苏梗各一钱五分　仙半夏二钱　枳实炭一钱五分　苦桔梗一钱　炒赤芍一钱五分　六神曲三钱　焦楂炭三钱　生姜两片　陈红茶一钱　另玉枢丹（开水先冲服）四分。

[二诊] 得汗，寒热较轻，而痢下如故，腹痛加剧，胸闷泛恶，饮食不进，苔腻不化，脉象紧数。表邪虽则渐解，而湿热挟滞，胶阻曲肠，浊气上干，阳明通降失司，差势尚在重途，书云：无积不成痢。再宜疏邪导滞，辛开苦降。

处方：炒豆豉三钱　薄荷叶八分　吴茱萸三钱　川雅连（拌炒）五分　枳实炭一钱　仙半夏二钱　炒赤芍一钱五分　酒炒黄芩一钱　肉桂心三分　生姜两片　青陈皮各一钱　六神曲三钱　焦楂炭三钱　大砂仁八分　木香槟榔丸（包煎）三钱。

[三诊] 寒热已退，呕恶亦减，佳兆也。而腹痛痢下，依然如故，脘闷不思纳谷，苔腻稍化，脉转弦滑。湿热滞，尚留曲肠，气机窒塞不通。仍宜寒热

并用，通行积滞，勿得因年老而姑息也。

处方：仙半夏二钱　川连四分　酒炒黄芩一钱五分　炒赤芍二钱　肉桂心三分　枳实炭一钱　金铃子二钱　延胡索一钱　六神曲三钱　焦楂炭三钱　大砂仁（研）八分　全瓜蒌（切）三钱　生姜一片　木香槟榔丸（包煎）四钱。

[四诊]　痢下甚畅，次数已减，腹痛亦稀，惟脘闷不思纳谷，苔浓腻渐化，脉象濡数。正气虽虚，湿热滞，尚未清澈，脾胃运化无权。今制小其剂，和中化浊，亦去疾务尽之意。

处方：酒炒黄芩一钱五分　炒赤芍一钱五分　全当归一钱五分　金铃子二钱　延胡索一钱　陈皮一钱　春砂壳八分　六神曲三钱　炒谷麦芽各三钱　全瓜蒌（切）四钱　银花炭三钱　荠菜花炭三钱　香连丸（吞服）一钱。

——《丁甘仁医案》

析要　《素问·至真要大论》云："诸呕吐酸，暴注下迫，皆属于热。"呕吐泛酸、急泄下坠之症，都与热邪有关。凡此患者湿热交结，故下痢赤白，因寒热呕恶，饮食不进，故先予以解表导滞，再和中化浊，达到标本兼治的效果。

7. 因于暑，汗

● **医案1**　吴孚先治一人，奔驰烈日下，忽患头疼发热，或时烦躁，汗大出，大渴引饮，喘急乏气。服香薷饮，尤甚，此暑证也。然受暑有阳有阴，道途劳役之人所受者炎热，名曰伤暑；亭馆安逸得之，为中暑也。香薷饮只宜于阴暑，若阳暑服之，反为害矣。与人参白虎汤而愈。

——《续名医类案》

析要　《素问·生气通天论》云："因于暑，汗，烦则喘渴，静则多言，体若燔炭，汗出而散。"暑为阳热之邪，其性炎热，最易燔炽阳明。暑燔阳明，则患者出现壮热、口渴引饮；暑热蒸发则大汗；炎暑灼金，故喘急乏气；暑热灼心，则为烦躁。暑病分阴暑、阳暑，故在治疗时也应辨证论治。人参白虎汤清热、益气、生津，适用于阳暑；香薷饮解表清暑、健脾利湿，宜用于阴暑。

● **医案2**　张跋，女，43岁。1983年8月1日初诊。家属代诉，反复高热10多日，体温38~40℃，多汗口渴，便秘，尿少，继而出现尿闭，人工导尿已九天。曾用抗生素及清营汤、白虎汤加减治疗无效。

处方：鸡苏散30克，开水冲泡，澄出清汁，送服紫雪散，一日二次。服上方药两次后，望日晨九时，体温降至36.2℃，再服两次，尿闭也得以解除。

——《何世英医案》

析要　本案患者感于暑邪高热，多汗口渴，又因暑温湿热之邪下注膀胱，出现尿少继而尿闭。因湿热闭结，用清营汤及白虎汤均未见效。所以，应清利湿热，用鸡苏散以祛除暑邪、清热利湿，洁净府而使湿热之邪从小便而出；又有紫雪散清热解毒开窍，使膀胱通利，湿热得解。

8. 因于湿，首如裹

- **医案** 薛立斋治一妇，肥胖，头目眩晕，肢体麻木，腿足痿软，自汗身重。其脉滑数，按之沉缓，此湿热乘虚也。用清燥、羌活二汤，渐愈。更佐以加味逍遥散，全安。

——《续名医类案》

析要 《素问·生气通天论》云："因于湿，首如裹，湿热不攘，大筋软短，小筋弛长，软短为拘，弛长为痿。"本案患者原本肥胖之体，故筋骨柔弱、肌肤肥盛，体肥气虚湿胜，湿热趁虚而至，则出现腿足痿软的症状，为湿热伤筋所致，头目晕眩则为湿热内阻，清阳不能上升于头面，故治以清热利湿，佐以加味逍遥散解郁清热养血。

9. 湿热不攘，大筋软短，小筋弛长

- **医案** 张 十三岁，乙酉六月初三日。脉沉细而弱，舌苔白滑，幼童体厚，纯然湿邪致痉，一年有余。

苍术炭三钱 云苓皮五钱 川椒炭三分 白蔻仁一钱 生苡仁六钱 广皮三钱 桂枝三钱 四帖。

[初八日] 痉证发来渐稀，效不更方。八帖。

[十六日] 脉至沉至细至缓，舌白滑甚，湿气太重，故效而不愈。于前方中加劫湿而通补脾阳之草果，调和营卫之桂枝、白芍、甘草。五帖。

[二十一日] 痉证，脉沉细，舌白滑，与湿淡法，发来渐稀，未得除根，于前方内去刚燥，加化痰。

桂枝四钱 苡仁五钱 半夏六钱 白芍（炒）三钱 益智子二钱 炙甘草一钱 广皮三钱 云苓五钱 姜汁（冲）三匙。

[二十五日] 服前方四帖已效，舌苔仍然白滑，六脉阳微，照前方再服四帖。

[二十九日] 前方已服四帖，诸症皆安，惟痰尚多，再四帖。

[七月初九日] 前方又服九帖，痉证只发一次甚轻，已不呕吐，痰尚多，脉甚小，照前方再服。

——《吴鞠通医案》

析要 《素问·生气通天论》云："因于湿，首如裹，湿热不攘，大筋软短，小筋弛长。"本案患者主要病机是湿气阻滞气机，筋脉挛急而痉，法当祛湿解痉。方中苍术炭燥湿健脾，云苓皮利水渗湿、健脾宁心，白蔻仁温胃行气化湿，薏苡仁淡渗利湿，陈皮行气健脾，桂枝温阳化气。诸药合用，可温阳行气化湿，湿除则痉愈。

10. 汗出见湿，乃生痤疿

● **医案 1** 王男，七月初九日。脾湿胃热，喜食辛凉，肝家血分热盛，迫湿下注而发疮疖，经医割治，素邪未尽，蔓延腿腹，按脉滑弦而伏数，邪仍在里，当从血分清化。

生石膏六钱 生桑皮三钱 盐知母三钱 盐黄柏三钱 藕两 黄花地丁五钱 紫花地丁五钱 地肤子三钱 生地榆三钱 川牛膝三钱 忍冬花五钱 地骨皮三钱 莲子心二钱 龙胆草二钱 益元散四钱（布包） 犀黄丸一钱。

——《孔伯华医案》

析要 《素问·生气通天论》云："汗出见湿，乃生痤疿……寒薄为皶，郁乃痤。"《内经》认为痤疖的发生主要在于"汗出见湿"。痤，《说文解字》云："小肿也。"王冰释曰："阳气发泄，寒水制之，热怫内余，郁于皮里，甚则痤疖。""热怫内余"，是指人在汗出之时，体内热气正在向外散发，而骤受湿邪，使余热内怫，不得发泄。如此则热与湿合，郁于皮肤，发为痤疖。孔氏曰："发于外，生于内，割治岂能除？非清里不可。"可见，对于痤疖的治疗，以清热解毒、清暑解毒、利湿解毒、扶正脱毒等悉为常法。

● **医案 2** 钱左，三十六岁。身热脘闷，痱疹满发，脉见弦滑。治以分泄。

大豆卷 净蝉衣 益元散 焦建曲 冬桑叶 赤茯苓 嫩白薇 干佩兰 焦米仁 薄荷尖 新会皮 方通草 鲜佛手 荷叶。

——《陈莲舫医案》

析要 疿，《玉篇》云："热生小疮。"疿，即痱子，甚至谓之痱毒。痱子，好发于炎夏季节，以皮肤出现散在的火集簇的明亮疹粒小疱，并伴刺痒灼热感等为特征。《内经》认为疿的主要病因病机是暑热汗出、湿气郁遏，故治疗以清暑利湿为主。

● **医案 3** 孙东宿治查景川，遍身痱痤，红而掀痒。诸人以蒺藜、荆芥、升麻、葛根、元参、甘草、石斛、酒芩与之，不愈。又谓为风热，以元参、蝉蜕、羌、防、赤芍、甘草、生地、当归、升麻、连翘、苍耳子服之，饮食顿减，遍身发疮，痛痒不可言。孙诊之，两手脉俱缓弱，以六君子汤去半夏，加扁豆、砂仁、苡仁、山药、藿香、黄芪，一服而饮食进，四帖而痛痒除，十帖疮疥如脱。

——《古今医案按》

析要 夫皴与痤痱，乃血滞于肤表之轻证，盖言阳气外卫于皮肤之间，为邪所薄，则淡渗于皮毛之血而为病矣。

● **医案4** 王某，女，15岁。1960年10月15日初诊。前1周因劳动汗出受风，继而遍身皮肤出现红色痒疹，以四肢较多，疹如花瓣状中间有白色健康皮肤，其红白皮肤界线清楚，红疹成片而高出于皮面，经某医院皮肤科检查为玫瑰疹，服西药未效，后经理疗稍见轻，但仍痒，搔后更显，无脓液等分泌物，食纳及二便正常，脉缓，舌正无苔。

辨证立法：因血燥生风兼湿，治宜活血祛风，清热利湿。

处方：干生地一两 当归三钱 赤芍四钱 川芎三钱 丹参一两 蒺藜一两 炒地肤子一两 地骨皮五钱 白芷四钱 羌活三钱 大青叶五钱 生甘草二钱 制香附三钱 炒枳壳三钱 共研细末，每日早晚各服一小匙白开水下。

因住校煎药不便，故改汤为散。患者服药后，痒疹很快消退，服药半剂左右，痒疹全部消失而愈，以后从未再复发过。

——《蒲辅周医案》

析要 本案患者于劳动时，在烈日之下，汗出当风，兼受地之潮湿之邪气，风邪湿热蕴于肌肤而成此病，故用活络祛风、清热利湿等药，风湿两解，则血燥得平而痤愈。因煎药不便，改汤为散，以便利患者。临床医疗，不但要辨证论治，也要根据患者的客观条件灵活选用剂型。

11. 寒薄为皴，郁乃痤

● **医案** 季某，男，22岁。患者主诉双颊部出现多个囊肿已4年。自18岁起开始双颊部出现多数米粒大之丘疹、粉刺，继而出现脓疮、囊肿，逐渐增加到整个颊部，且于近两年出现瘢痕形成，皮疹此起彼伏，迁延不愈，每当进食油腻而重。二便正常，平素健康，其20岁之弟亦有同样疾病。

双颊部囊肿，周围红晕，散在分布绿豆大之丘疹。双颧部及下颌角肥大性瘢痕累累，舌尖红，脉弦。瘀热入于荣分，滞而成积。亟当活血化瘀，软坚散结。

处方：桃仁9克 红花9克 赤芍9克 丹皮9克 泽兰9克 三棱9克 莪术9克 山甲9克 皂角刺9克 白花蛇舌草30克 山楂15克。

前方连续服用30帖，丘疹基本消退，囊肿大部分缩小或隐退，瘢痕周围之红晕消退。

——《颜德馨临床经验辑要》

析要　《素问·生气通天论》云："寒薄为皶，郁乃痤。"皶，《康熙字典》引《注》曰："俗谓之粉刺。"痤疮好发于青春期之男女，以男性为多见。主要在面部（胸、背亦可波及），初起丘疹、黑头粉刺，继而出现脓疱、囊肿、瘢痕等损害，囊肿型痤疮为较严重之一型，常经久不愈。本病主要病机为血热瘀滞于肌肤或脾胃积热上蕴于皮肤而成，治疗宜清热化瘀、软坚散结为主。方中用白花蛇舌草以清火除热，用山楂以消内结，一则治肺，一则治脾，肺主皮毛，脾主四肢，故此两药乃关键性药物。病之初发时，仅有丘疹、粉刺之表现，伴有便秘者应以通时，仅有丘疹、粉刺之表现，伴有便秘者应以通便为主，可用川军、栀子、白花蛇舌草为主药，随症加味，甚至单用青宁丸亦可收效。如出现脓疱等皮疹继发感染的现象，则应加双花、蒲公英、黄芩等清热解毒之药物。如病损发展到囊肿型，则可参用本例治疗，多有疗效。

12. 夏暑汗不出者，秋成风疟

● **医案1**　天津吴某，年32岁，于仲秋病疟久不愈。

病因：厂中做工，歇人不歇机器，轮流恒有夜勤。暑热之时，彻夜不眠，辛苦有火，多食凉物，入秋遂发疟疾。

证候：其疟初发时，寒热皆剧，服西药奎宁治愈。旬日疟复发如前，又服奎宁治愈。七八日疟又发，寒轻热重，服奎宁不愈，服中药治疟汤剂亦不愈，迁延旬余，始求为延医。自言疟作时发热固重，即不发疟之日身亦觉热，其脉左右皆弦而无力，数逾五至，知其阴分阳分俱虚，而阴分之虚尤甚也。此当培养其气血而以治疟之药辅之。

处方：玄参一两　知母六钱　天冬六钱　潞参三钱　何首乌三钱　炙鳖甲三钱　常山（酒炒）钱半　柴胡钱半　茵陈钱半　生姜三钱　大枣三个掰开。

此方于发疟之前一夕煎服，翌晨煎渣再服，又于发疟之前四点钟，送服奎宁半瓦。

效果：将药如法服之，一剂疟即不发。而有时身犹觉热，脉象犹数，知其阴分犹虚也。俾用玄参、生怀山药各一两，生姜三片，大枣三枚，同煎服，以服至身不发热时停服。

——《医学衷中参西录》

析要　《素问·金匮真言论》："夏暑汗不出者，秋成风疟。"《内经》认为风疟的主要病因病机为夏季贪凉受风，复感疟邪，至秋季而发。本案患者暑热之时，彻夜不眠，多食凉物，入秋遂发疟疾。本案患者疟发作之时及不发作之时皆自觉身热，其脉左右皆弦而无力，数逾五至，阴分阳分俱虚，而阴分之虚尤甚也。故张锡纯治之培养其气血，兼用治疟之药辅之。

● **医案 2**　王　咳嗽痰多，右膊痛，疟间日发，脉浮缓。此为肺疟，得之浴后当风，经所谓夏伤于暑，汗大出，腠理开发，因遇夏气，凄沧之水寒，藏于腠理皮肤之中，秋伤于风，则病成也。肺主皮毛，故为肺疟。用柴胡汤合二陈，去黄芩，加防风、苏叶、桑皮、杏仁、姜、枣煎，数服愈。

——《类证治裁》

　　析要　《素问·生气通天论》云："夏伤于暑，秋为痎疟。"本案患者因沐浴后感受风邪，正值夏季，腠理开泄，兼受寒邪，藏于体内，秋季感受风邪，新感引动伏邪，则发为肺疟，表现为咳嗽痰多、胳膊疼痛等，故用柴胡汤合二陈汤加减，疏风解表，化痰和中。

13. 夏伤于暑，秋必痎疟

● **医案**　大宗伯董浔老门下有马厨者，七月初旬病。病二十余日愈剧，而势甚獗。时宗伯对余弈正酣，而蒋虹桥、沈乐闲报曰：马厨危在旦夕。宗伯闻之，推枰叹息曰：吾命吾命！予叩其故，语曰：能厨者，不下二十人，独此厨适吾意，将恃之以怡晚节，今病不可起，奈何？予诘何病，翁顾蒋与沈曰：第详道其状。蒋、沈述其症，大发寒热，寒至不惮入灶，热至不惮下井，痢兼红白，日夜八十余行，腹痛、恶心、汗多，神气倦甚。究其脉，曰：脉不吉，下痢脉洪大者死，细微者生，今洪大逆也。予曰：痢固忌洪大，寒热亦非细微所宜，其中必有故。二公曰：幸一往决之。浔翁不可，谓何可以细人而劳长者。予曰：医寄人生死，何论巨细，矧事翁之人，犹不可坐视不救也。浔翁欣然握余手偕行，至宅后桥，余入门，同居数十家，皆执香拱立以伺。诊其脉，察其症，果如蒋、沈所言。其面色微红，汗淋淋下。予究病所由起，渠谓过客众，厨间燥热，食瓜果菱藕过多，晚又过饮御内，而寝于楼檐之下，次日即寒热腹痛，因而下痢。虽得其病情，尚未融通一治法，因沉思之，不觉行至桥，而浔老犹立而俟予，见予无婉容，知病重，遂置不问，如前握余手而回。蒋、沈谓予可治否？予曰：徽老先生宠灵，偶有一得，乃背水阵也。人参、白术、石膏、滑石各五钱，知母、炮姜各三钱，大附子、炙甘草各二钱，作一大剂煎之。蒋、沈将问予，浔翁即命近侍煎于其侧，不欲蒋、沈问也。熟则付饮之，饮讫即睡。老先生曰：服后何状为佳？予曰：倘得一睡，则阴阳始和，和则汗可敛，而寒热呕恶可止也。蒋、沈曰：闻已睡矣。明日巳刻，二公鼓掌来言，夜来痢减半，汗吐全无，脉亦敛矣。再用人参、石膏、白术、白芍药、滑石各三钱，炮姜、肉桂、知母各二钱，炙甘草、附子各一钱，服后疟止，痢又减半，饮食渐进，神气渐转。改用白芍药（酒炒）五钱，人参、白术、滑石各二钱，甘草、陈皮、炮姜、肉桂各一钱，三剂而痢全止，饮食加，渐就安矣。蒋、沈问曰：公寒热均投，此为何症？而剂何名也？予笑曰：此滑公所谓混沌汤也。

——《孙文垣医案》

析要　《素问·阴阳应象大论》云："夏伤于暑，秋必痎疟。"白虎汤、益元散加减皆可解暑。本案患者食瓜果寒凉伤其中气，酒后御色，损其下元，附子理中汤正是温中补下。又因邪气实，故以白虎汤、益元散应之；虚者，正气虚也，故以理中汤应之。

14. 燥胜则干

● **医案**　简左　感风入肺，肺失清肃。咳嗽痰色黄厚，夜重日轻，脉象带数。宜肃肺化痰。

粉前胡一钱　马兜铃一钱五分　牛蒡子三钱　茯苓三钱　橘红一钱　炒杏仁三钱　竹沥半夏一钱五分　冬瓜子三钱　象贝二钱　肺露一两。

[二诊]　咳仍不止，痰黄而厚，咽痒头胀。风温外薄，肺胃内应，气热而肺失肃耳。肃肺以清气热。

栀子皮三钱　川贝母二钱　粉前胡一钱　花粉二钱　桔梗一钱　冬瓜子四钱　马兜铃一钱五分　炒杏仁三钱　枇杷叶（去毛）四片。

[三诊]　咳渐减疏，口燥咽干轻退。再清金润肺，而化气热。

北沙参四钱　川贝母二钱　光杏仁二钱　炒枳壳一钱　桔梗一钱　冬瓜子四钱　马兜铃一钱五分　炒竹茹一钱　枇杷膏五钱。

——《张聿青医案》

析要　《素问·阴阳应象大论》云"燥胜则干"，又《类经》中有"咳逆咽干，肺病而燥也"。本案患者感风入肺，内而化热，燥热伤津，故痰黄而浓，咽痒。三诊时肺金已伤，当清金润肺。方用北沙参养阴清肺生津，川贝母润肺止咳，杏仁、枳壳肃清肺气，枇杷膏养阴生津。

15. 湿胜则濡泻

● **医案 1**　汪　夏令脾胃司气，兼以久雨泛潮，地中湿气上干，食味重浊少运，所谓湿胜成五泄也。古云寒伤形，热伤气。芒种、夏至，天渐热，宜益气分以充脾胃，此夏三月，必有康健之理。补中益气汤。

——《临证指南医案》

析要 《素问·阴阳应象大论》云："在天为湿，在地为土，在脏为脾。"则湿气通于脾。《素问·六元正纪大论》又云："湿胜则濡泻，甚则水闭胕肿。"本案主要病因病机为外湿伤脾、脾虚清阳不升升降失常，清浊相混，并走大肠，补中益气汤可达到补中益气、健脾化湿、升阳举陷的作用。

- **医案2** 温 长夏湿胜为泻，腹鸣溺少，腑阳不司分利，先宜导湿和中，胃苓汤。

——《临证指南医案》

析要 《素问·六元正纪大论》云："湿胜则濡泻，甚则水闭胕肿。"《素问·至真要大论》云："湿客下焦，发而濡泄，及为肿隐曲之疾。"本案主要病机为太阴湿气客于下焦，则发为大便濡泄。长夏多湿，湿为阴邪，脾胃阳气受损，水谷不分，故宜用胃苓汤祛湿和胃，利水止泻。

- **医案3** 安昌夏 舌滑白，脉弦细，便溏，患小便不多，脘闷，气冲欲呕，藉猪苓汤加减。

猪苓钱半 广藿香二钱 仙半夏钱半 大腹皮三钱 泽泻二钱 滑石四钱 左金丸八分 玫瑰花五朵 茯苓四钱 浓厚朴一钱 香附三钱 清煎，四帖。

又湿热未清，腹中胀闷，脉涩滞，便泻，仍宜猪苓汤加减。

猪苓钱半 藿香梗二钱 大腹皮三钱 左金丸八分 泽泻三钱 滑石四钱 制香附三钱 佛手花八分 茯苓四钱 浓朴钱半 佩兰叶钱半 清煎，四帖。

——《重订邵兰荪医案》

析要 《素问·阴阳应象大论》云："湿胜则濡泄。"湿困脾土，湿胜而脾胃失于健运，不能渗化，肠道功能失司。方从猪苓汤加减，以藿、朴、香附、玫瑰花等味芳香燥湿，二苓、泽泻健脾佐运，半夏、左金丸和胃宽胸，腹皮、滑石泄湿利溲。前后二方，大旨相同，即古人所谓利小便即是实大便之意。

- **医案4** 遗风王 舌浓黄滑，便泻不化，脉弦濡，小便不利，此属湿热。脘闷，宜和中清利。

藿香梗二钱 焦六曲四钱 蜜银花二钱 猪苓钱半 原滑石四钱 炒川连七分 扁豆衣三钱 通草钱半 川朴一钱 省头草三钱 新会皮钱半 （引）荷叶一角 二帖。

——《重订邵兰荪医案》

析要 本案患者舌浓黄滑，便泻、小便不利为湿热之象。《素问·阴阳应象大论》云："湿胜则濡泻。"脾喜燥恶湿，湿胜则脾阳被遏，运化失司，故出现大便溏泄不化的症状。邪热与湿相合，搏结于中焦，热不得外泄，湿不得下行，三焦壅滞而致小便不利。故其治疗当以补脾运脾、清利湿热为宜。

16. 夫寒盛，则生热也

● **医案**　发热恶寒，头项强痛，无汗胸痞，脉浮紧细。证属正伤寒，南方所罕见。洵系连朝营墓辛勤，届在严寒，又居旷野，太阳表证悉具。宗仲圣不汗出而烦躁者，大青龙汤主之。

麻黄五分　桂枝五分　防风一钱　杏仁三钱　甘草四分　羌活七分　生石膏三钱　生姜五分　大枣二枚。

诒按：证在初起，似不必遽用石膏。就案中所述，乃麻黄汤的证。

[二诊]　病甫两日，太阳证未罢，而阳明少阳证已悉具。可知南人禀赋柔弱，其传经之迅速若此。汗既未畅，拟三阳并泄。

麻黄四分　柴胡四分　白芷七分　葛根七分　羌活五分　杏仁三钱　连翘一钱五分　黑栀子一钱五分　姜渣五分　大枣三枚。

[三诊]　汗畅热解，烦躁已除，脉转细小，形疲体酸嗜卧，而思纳谷矣。其发也凶悍，其传也迅速，其退也亦易易。究属质弱者，易感易达，不若北方风气刚劲，禀赋厚而腠理实，必至传遍六经乃已。是证若宗三时六气治之，势必淹缠几候耳。拟和营卫法。

桂枝四分　橘白一钱　姜渣三分　防风七分　茯苓三钱　桑枝五钱　秦艽一钱五分　大枣二钱。

——《柳选四家医案》

析要　《素问·热论》云："今夫热病者，皆伤寒之类也。"《素问·水热穴论》云："人伤于寒而传为热何也？岐伯曰：夫寒盛则生热也。"《内经》认为太阳热病因太阳经感受寒邪所致，临床症状为头项强痛、发热恶寒、腰脊强痛等。本案患者伤寒发热且无汗，故以麻黄汤祛在表之寒邪，解表散寒。

17. 夫不得卧，卧而喘者，是水气之客也

● **医案**　朱太学喘急多痰，可以坐不可以卧，可以俯不可以仰，惶急求治。李曰：两尺独大而软，为上盛下虚。遂以地黄丸一两，用桔梗三钱，枳壳二钱，甘草一钱，半夏一钱，煎汤送下，不数剂而安。

——《续名医类案》

析要　《素问·逆调论》云："夫不得卧卧而喘者，是水气之客也，夫水

者循津液而流也，肾者水脏，主津液，主卧与喘也。"本案患者喘急而不得卧，属肾虚之喘，故治疗以补肾宣肺为主。

18. 气虚身热，得之伤暑

● **医案** 以翁乃郎年五岁，夏月病逾两旬，诸药罔效，发热不退，汗多口渴，色白肌瘦，切脉虚数无力。阅前方悉皆清散之属，翁问病势何如？答曰极重。又问此为何病？予曰：暑病也。初治甚易，医不如法，热久伤阴，元气被伐，犹幸肝风未动，急宜养阴，保金生水，尚有生机。方用首乌、料豆皮、扁豆、沙参、玉竹、麦冬、五味、石斛、茯苓、丹皮，令取稻露煎药，守服四剂，汗止热退，更进麦易地黄汤，神采渐转。惟饮食欠旺，参用六神散，餐加元复。

——《程杏轩医案》

析要 《素问·刺志论》云："气虚身热，得之伤暑。"本案病因感于暑邪，暑为阳邪，其性炎热，故暑热亢盛耗伤阴津则口渴，又因暑热迫津外泄而汗多，汗出过多则耗气，故气虚而身热。此为暑伤气阴，表现为身热、口渴、汗多、少气、乏力。治宜清热涤暑、益气生津。

19. 寒气客于肠外息肉乃生

● **医案 1** 张某，女，32岁。患者已婚，近年来月经来潮量多如涌，腹痛，有血块，妇科内诊子宫隆突如孕7周大小，附件双侧阴性。印象：子宫肌瘤。因对手术有顾虑，而来中医科会诊。气瘀搏结，冲任损伤，经来腹痛，胸痞腰酸，脉细弦，舌紫苔薄。证属癥瘕，体质尚壮。疏肝利气、活血化瘀为先。

方药：（1）柴胡6克　没药6克　鳖甲12克　生牡蛎20克　香附9克　淡昆布9克　川芎6克　赤芍9克　当归9克　泽兰9克　牛膝6克　每日1帖。

（2）针灸：关元、归来、中极。每隔日选针2穴。

前方不变，经两个半月之治疗，复查肌瘤已明显缩小。

——《颜德馨临床经验辑要》

析要 《灵枢·水胀》云："寒气客于肠外，与卫气相搏，气不得荣，因有所系，癖而内著，恶气乃起，息肉乃生。其始生也，大如鸡卵，稍以益大，至其成如怀子之状，久者离岁，按之则坚，推之则移，月事以时下，此其候也……石瘕生于胞中，寒气客于子门，子门闭塞，气不得通，恶血当泻不泻，虾以留止，日以益大，状如怀子，月事不以时下，皆生于女子，可导而下。"本案属中医学"癥瘕"的范畴。病机为气滞血凝，留而成结。临床有用利气活血、软坚散结之剂，但往往促使经来如涌，故颜氏治此，尝以养正除积之法，即平时服"攻"剂（如本例处方），经来前则加参、芪、术、草扶正达邪，凡7剂，可以补其不足。针灸有较好的推动气化作用，具有一定临床效果。

● **医案 2**　陈姓女，23 岁。某年春三月，午后来蒲老处求诊，自诉月经三个月多未潮，渐渐腹胀疼痛，小腹硬，手不能近，连日流血，时多时少，坠胀难受，食欲减少。某医院检查，认为"是妊娠，已五六月"，而患者自知非孕，与第一、第二次妊娠不同。观其颜青，舌色紫，扪其腹，拒按，大如箕，脉象沉弦涩，末次月经是去年十二月中旬，正在经期，随夫运货，拉车于旅途之中，自此月经停止，下月应至不至。此女体素健壮，主以当归饮、血竭散合剂：当归二钱，川芎二钱，醋制鳖甲五钱，吴茱萸一钱五分，桃仁、赤芍各二钱，肉桂一钱，槟榔一钱，青皮一钱，木香、莪术、三棱、大黄各一钱，延胡索二钱，血竭一钱。浓煎温服。此方仍温通破坚之剂，服一剂，下掌大黑血一片，痛稍减，坠胀不减，脉仍如故，乃以原方再进，并随汤药送化癥回生丹一丸。次日其妹来告："服药一时许，患者突然昏倒，不知人事，手足亦冷，见下衣皆湿，宽衣视之，皆为血块，大如碗者一枚，余如卵者数枚，色多瘀黑。不一会，手足自温，神志渐清。今日有恶心，不思食，昨日之药，能否再服？"患者自觉小腹胀痛俱减，但觉尚有似茄子硬块未去，原方止后服，易以异功散加味：党参三钱，白术、茯苓、炙甘草各二钱，砂仁、香附、陈皮各一钱，当归、白芍各二钱，生姜三片，大枣四枚。嘱服二剂。越三日，其妹来告："患者服药后，胃口已好，睡眠亦安，已不流血，惟连下豆渣状物，今晨复下卵大硬块，色白，坚如石，弃之厕中。"惜未将其送化验室分析。再以十全大补，连服三剂，诸症皆除，惟全身浮肿。蒲老告之曰："此虚肿也。"仍以十全大补，肉桂易桂枝又进三剂，身肿消失，精神渐复，停药，以饮食调理。又一个月恢复健康，月经应期而至，一切如常。

——《蒲辅周医案》

析要　蒲氏认为，"此病实非孕也，腹大如箕非三个月孕形，腹胀痛而小腹坠甚，拒按而坚，亦非孕象，且连日流血而腰不痛，又不似胎漏。此必经期用力太过，兼之途中感受冬候严寒所致"。先以温通破坚之剂活血化瘀，待瘀血乃下遂扶胃气以守正。蒲氏指出："大积大聚，衰其半而止；大毒治病，十去其六；况血海骤空，胃虚不纳，宜急扶胃气"，最后待瘀滞皆除以十全大补益气养血生新。

● **医案3** 朱某，女，45岁。右侧乳腺癌术后，两个月中经来4次。B超发现卵巢囊肿，约4.1 cm×4.1 cm。因不愿手术治疗，而来门诊。足厥阴经抵少腹，环阴器。术后瘀热挟痰浊循经下注，结聚于少腹，苔薄腻舌紫，脉弦滑。当化瘀祛浊，软坚散结，扶正祛邪。

方药：当归9克 赤芍9克 生蒲黄（包）9克 黄药子15克 莪术9克 威灵仙9克 路路通9克 黄芪15克 生牡蛎（先煎）30克 生香附9克 川牛膝9克 海藻9克 昆布9克 王不留行9克 制南星9克 34帖。

[二诊] 药后经医院检查，原有囊肿已消失，因存疑虑，复去长海医院检查证实，遂以桃红四物汤善后。

——《颜德馨临床经验辑要》

析要 卵巢囊肿属中医学"癥积"的范畴。本案治则以活血化瘀、软坚散结为主。其中黄药子一味，取其入厥阴领诸药而散血、解毒、消癥。而黄芪、生香附二味相伍，有相辅相成之妙，盖生香附乃足厥阴肝、手少阳三焦之气分主药，香窜能兼通十二经气分，与莪术、威灵仙相合则气行血亦行，湿化痰不聚；黄芪益气扶正，气旺能行血，气旺亦能化湿行痰，故其效甚捷。凡治癥积，当补益攻伐相兼并进，方为正治。

● **医案4** 癥瘕案（子宫颈癌）。赵某，女，46岁。于1954年4月发现阴道少量出血，无任何感觉，即往协和医院妇科做活体组织检查，诊断为子宫颈癌2~3期，骨盆组织亦受浸润，已不宜做子宫摘除术，于当年5月做深部X线治疗一个半月，后又住院做镭放射治疗，住院十日，全身症状逐渐出现，无力、衰弱、消瘦、阴道分泌增多，大便时肛门剧烈疼痛，以致大汗，痛苦异常，自此每日注射吗啡两次，以求缓解。患者因惧痛而不敢进食，每日只吃流质，配合葡萄糖、维生素、肝精等注射，如此维持一年，病情愈益加重，身体更加衰弱。

现症：危重病容，形瘦骨立，气息微弱，面色苍白而浮肿，呻吟床第，呼号无力，每于痛剧难忍时辄注射吗啡，饮食大为减少，仅以流质维持。舌苔光嫩而有齿印，脉象沉细无力。

处方：青皮炭10克 盐橘核10克 广皮炭10克 晚蚕沙（皂角子10克炒焦同布包）10克 盐荔核10克 川楝子（醋炒）10克 炒枳实5克 杭白芍（柴胡6克同炒）12克 绿升麻3克 炒枳壳5克 台党参10克 油当归12克 炙绵芪20克 淡苁蓉15克 台乌药6克 紫油朴5克 仙鹤草25克 炙甘草5克 另用槐蕈30克、苏木30克煮汤代水煎药。

[二诊] 服药三剂痛楚有所缓解，余症同前，而吗啡注射仍不能停，脉象

舌苔无改变，再以前方加力。第一诊原方继续服用，加开丸药方。

处方：瓦楞子30克 晚蚕沙15克 牡蛎30克 台乌药15克 酒杭芍30克 柴胡8克 朝鲜参15克 广木香5克 鹿角胶30克 紫油朴12克 莪术12克 京三棱12克 小青皮10克 白术25克 醋元胡15克 淡吴茱萸8克 沉香3克 炙甘草27克 酒当归15克 共研细末，炼蜜为丸，早晚各服6克。

[三诊] 服汤药二剂，疼痛继续减轻，两天来只在大便后注射吗啡一次，葡萄糖及维生素等未停，脉象虽仍沉细，较前有力，精神已显和缓，虚羸太极，不任攻补，希望气血调和，本元稳固，除旧即可生新。

处方：盐橘核10克 青皮炭6克 晚蚕沙（皂角子10克炒焦同布包）10克 盐荔核10克 广皮炭6克 炒枳实5克 川楝子（醋炒）10克 制乳没各6克 炒枳壳5克 台乌药6克 炒远志10克 云茯苓6克 炒地榆10克 醋元胡10克 云茯神6克 木蝴蝶15克 野於术10克 瓦楞子（海浮石10克炒焦同布包）25克 杭白芍（醋柴胡5克同炒）10克。

[四诊] 服药三剂（二诊所配丸药已开始服用）疼痛大减，自觉较前轻松舒适，已停止注射吗啡。当服完第三剂药后，觉阴道堵塞感，旋即挑出核桃大球形糜烂肉样组织一块，状如蜂房，质硬，饮食略增，可进半流食物，脉象已有起色，光嫩之舌质已转红润，元气已有来复之象，调气血，扶正气，尚觉合度，再从原意治疗，调摄冲任，去瘀生新。

处方：盐橘核10克 炒枳实5克 川楝子（醋炒）10克 盐荔核10克 炒枳壳5克 醋元胡10克 青皮炭6克 炒地榆10克 炒黄连各5克 陈皮炭6克 炒远志10克 漂白术6克 云茯苓10克 云茯神10克 油当归12克 威灵仙12克 杭白芍（柴胡5克同炒）10克 台乌药6克 五味子6克 炒山楂10克 炙甘草5克。

[五诊] 四诊处方共服三剂，症状继续好转，排便时之痛苦大为减轻，惟大便中仍有时带血及黏液，阴道分泌显著减少，饮食仍以半流为主，食量增加，葡萄糖等仍继续注射，脉象由沉细转而有力，枯荣肤色已见活润。除继续服用丸剂之外，另备汤剂方随症服用，以冀徐徐图治，并嘱慎自调摄。

处方：青皮炭6克 云茯苓10克 车前草12克 广皮炭6克 云茯神10克 旱莲草12克 盐橘核10克 金铃子（醋炒）10克 蕲艾炭6克 盐荔核10克 醋元胡10克 紫油朴5克 炒枳壳6克 米党参10克 漂白术10克 沉香曲（炒）6克 台乌药6克 杭白芍（醋柴胡5克同炒）10克 半夏曲6克 蓬莪术6克 炙甘草6克。

[六诊] 汤药只服六剂，服丸药半年，葡萄糖注射全停，诸症大为好转，

大便已基本正常，便时尚觉坠胀，并无血及黏液，食欲增加，已可吃普通饭，脉象不似以前沉细，略带弦意，舌质基本正常，齿印亦消。脉症参合，病情稳定，或获愈可能。改处丸方，适当投入培元之品，继续巩固。

处方：（1）每日早服逍遥丸6克，下午服当归龙荟丸5克，晚服参茸卫生丸1丸。先服十日，白开水送服。

（2）每日早服柏子养心丸9克，午服逍遥丸6克，晚服人参归脾丸6克。继续服十日，白开水送服。

[**七诊**] 先后服丸药一年，在此期间，偶有大便带血及黏液现象，除感觉坠胀之外，已无任何症状，体重增加，颜面浮肿完全消失，干瘦皮肤已大见润泽，至1957年5月1日能自己下床活动，脉象平和，再更丸方及汤药备用方，于活瘀生新之法，注意恢复体力。

处方：（1）汤剂 白石脂（赤石脂同打同布包）10克 血余炭（禹余粮10克同布包）6克 陈阿胶（另炖分二次兑服）6克 黑升麻5克 二仙胶（另炖分二次兑服）6克 怀山药（打碎炒）30克 黑芥穗5克 白苡仁18克 台乌药6克 西党参12克 广皮炭6克 云茯苓10克 杭白芍（醋柴胡3克同炒）10克 青皮炭6克 云茯神10克 炙黄芪24克 苍术炭10克 白术炭10克 炙甘草2克。

（2）丸剂 元胡索30克 晚蚕沙30克 台乌药30克 蓬莪术30克 威灵仙30克 酒杭芍60克 广木香18克 真沉香12克 木蝴蝶30克 酒当归30克 小青皮15克 京三棱15克 绵黄芪90克 二仙胶60克 陈阿胶30克 软柴胡30克 小枳实30克 皂角子（炒焦）30克 桃杏仁（去皮尖炒）各30克 何首乌30克 炙甘草30克 共为细末，炼蜜为丸，重10克，早晚各1丸，白开水送服。

在此期间，再去肿瘤医院妇瘤组检查，子宫颈癌已完全治愈，自此每年检查一次，迄今未发现转移病灶及复发现象，现已照常操持家务，从1957年到1964年5月，七年以来定期随访，仍健康如常。

——《施今墨临床经验集》

析要 《灵枢·水胀》云："石瘕生于胞中，寒气客于子门，子门闭塞，气不得通，恶血当泻不泻，衃以留止，日以益大，月事不以时下，皆生于女子，可导而下。"子宫颈癌在妇女各种癌瘤中发病率最高，中医学虽无此病名，但是，一般均将此病证归于"癥瘕漏带"类之中。本案患者积病已久，自未觉察，一旦发作，羔势已重，所谓蚁穴溃堤，积羽折轴，形势已难控制。脉沉细而无力，乃气血俱虚，心力将竭，血液损耗之象。《素问·骨空论》云："任脉为病……女子带下瘕聚。"先贤有十二覆九痛七害五伤三痼三十六疾之说，而九痛之中所指阴中痛、腹痛、阴中如虫啮痛，以及仲景"妇人五十所，病下利数十日不止，暮即发热，少腹里急"等，均涉及近世所称之子宫癌瘤症状，脉症综合，险象环生，图治非易，拟调气血，冀减痛楚，治疗过程达二年，观察七年，确已恢复健康。患者曾接受过放疗，药物之序效尚须继续分析，提出以供研究。

20. 风雨寒热不得虚，邪不能独伤人

● **医案1**　咏兄先天不足，形瘦质弱，夏夜贪凉，醉而使内，邪乘虚伏，交秋病发。初诊脉细肢冷，舌白面青，畏寒不热，腰痛无汗，方订附子理阴煎。服后夜发壮热，次日复视，谓其尊人曰：令郎病候，乃夹阴伤寒，势防内陷，药当温中托邪，冀其云蒸雨化。令守原方。服至六日，病犹未减，举家忧甚。予曰：正亏邪重，未易驱除，日来证未变幻，即为见效，须过二候，方望转机。方内加入参、芪、枸杞、杜仲，一意照顾真元，毫不杂投标药。届期得汗热退，渠家以为病愈，是晚复发寒热。诘朝往视，予曰：疟作矣。咏兄曰：疟疾吾生平未曾患过，恐其缠绵，恳为截之。予曰：子病乃极重伤寒，赖温补诸剂，守住三阴门户，不使内陷。经言：少阳为枢。今未净之邪，得从少阳转枢而出，乃佳兆也，乌可言截。于是早进八味丸，晚服补中益气汤，十数发才止。予曰：慎之，防复。旬日后，疟果复，更用养营汤，吞八味丸乃愈。

——《杏轩医案》

析要　《灵枢·百病始生》云："风雨寒热不得虚，邪不能独伤人……此必因虚邪之风，与其身形，两虚相得，乃客其形。"此句原文指出疾病发生必须具备的两个要素：一是正气虚弱，二是邪气侵袭。本案中咏兄为先天不足，本就正气虚弱，后又因夏月贪凉受寒，此为阴暑，故治宜温散为主，附子理阴煎用于阳气虚衰之证，具有温中托邪的作用。后加入参、芪、枸杞、杜仲意在固护元气。

● **医案2**　未几其侧室复病伤寒，继壮热不止。医疏散之，愈甚，神情昏愦，不寐。凝芝恐蹈前辙，忧甚。予往诊之，曰：此则感症，无妨也，然起于劳倦，不当重虚其虚。即投以参、术等药，得汗，神情顿清。次用地黄饮子，下黑矢，熟寐，唯热尚未尽退。余曰：此甚易事。于昨方中加炙甘草一钱，如言即安，观者皆以奇，继以滋肾养荣等药，调理复初。

——《东庄医案》

析要　本案患者此前感病致身体虚弱，后又因劳倦而复病伤寒，正如《灵枢·百病始生》云："风雨寒热，不得虚邪，不能独伤人。"故以参、术助正以托邪，地黄滋阴以润便，炙甘草甘温以除热。《素问·生气通天论》云："因于寒，欲如运枢，起居如惊……体弱燔炭，汗出而散。"故患者得汗后症状有所缓解。

21. 积之始生，得寒乃生

● 医案　真定一秀士，年三十有一，机体本弱，左胁下有积气，不敢食冷物，得寒则痛，或呕吐清水，眩晕欲倒，目不敢开，恶人烦冗。静卧一二日，及服辛热之剂，则病退。延至甲戌初秋，因劳役及食冷物，其病大作，腹痛不止，冷汗自出，四肢厥冷，口鼻气亦冷，面色青黄不泽，全不得卧，扶几而坐，又兼咳嗽，咽膈不利。故《内经》云：寒气客于小肠膜原之间，络血之中，血滞不得注于大经，血气稽留不得行，故宿昔而成积矣。又寒气客于肠胃，厥逆上出，故痛而呕也。诸寒在内作痛，得炅则痛立止。予与药服之，药不得入，见药则吐，无如之何治之。遂以熟艾约半斤，白纸一张，铺于腹上。纸上摊艾令匀，又以慭葱数枝，批作两半，铺于熟艾上数重。再用白纸一张覆之，以慢火熨斗熨之，冷则易之。若觉腹中热，腹皮暖不禁，以绵三襜，多缝带系之，待冷时方解。初熨时得暖则痛减，大暖则痛止。至夜得睡，翌日再予对证药服之，良愈。

——《卫生宝鉴》

析要　《灵枢·百病始生》云："积之始生，得寒乃生，厥乃成积也。"本案患者固有寒疾不敢食冷，得寒则胁痛，或呕吐清水。此乃寒气客于肠胃之中，故用此熨法温腹，散寒除积。

22. 人卒然无音者

● 医案　一男子，年近五十，久病痰嗽，忽一日感风寒，食酒肉，遂厥气走喉，病暴喑。与灸足阳明（胃）别丰隆二（丰隆穴在足，胃穴也。丰隆，踝上八寸，胻骨外廉陷中）各三壮，足少阴（肾）照海穴（照海穴在足心，肾穴也。照海，《神农经》云在内踝直下白肉际是穴）各一壮，其声立出。信哉！圣经之言也。仍以黄芩降火，为君；杏仁、陈皮、桔梗泻厥气，为臣；诃子泻逆，甘草和元气，为佐，服之良愈。

——《名医类案》

析要　《灵枢·忧恚无言》云："人卒然无音者，寒气客于厌，则厌不能发，发不能下至，其开阖不致，故无音。"《内经》认为突然感受风寒之气会引起暴喑。本案男子本久病痰嗽，又突感风寒之气而患暴喑，医者灸其丰隆与照海。丰隆为涤痰要穴，故灸丰隆既可驱风寒又可涤痰；照海为八脉交会穴，通阴蹻脉，擅治疗咽喉部疾病，其为足少阴肾经穴位，肾经循行经过咽喉。故灸此二穴后立效。

23. 邪气独留，发为偏枯

● **医案**　丙申夏，见所潘公谒予于海阳邑邸，时霪浃旬，邑市水涨。公至，予惊问曰：公贵倨也者，何堪此？公曰：与君间者阔矣，且先君服阕，秋当北上，不卜补任南北，谒求一诊，他何计？

予究何疾。公曰：无，第年甫逾疆，微觉阳痿。次早诊毕，语其随行俞金二子曰：公脉上盛下虚，上盛为痰与火，下虚为精元弱，切宜戒色慎怒，剂宜清上补下。不然，三年内恐中风不免。盖由痰生热，热生风也，谨之识之，乃为立方。别去，公亦未暇制服。公次年八月，往返武林，不无劳怒，又届中秋，连宵酒色。平常色后，辄用鹿角胶三钱，人参一钱，酒送下。以连宵有犯，乃用鹿角胶五钱，人参三钱，空心服之。十七日薄暮，偶与社友谈诗，筵间，左手陡然颤动，把捉不住，随归房，左手重不能举。十八日早，左边半体手足皆不为用矣。亟令人逆予，予适在前丘吴宅，及至，公惊喜交集曰：君何先见若此也，先少保患在左体不遂者，三年而殁，不佞今亦左体，其风水致然欤？第先少保年七十余，不佞四十有七；先少保不能遇先生，不佞赖有先生，或可企无恙也。予始观面色赤，口微㖞向右，唇麻，手足蹒拽，已成瘫痪。诊其脉，左弦大，右滑大。先用乌药顺气散一帖，服后昏睡半日，醒觉面更加赤，㖞亦也稍加，知痰盛使然。即以二陈汤加全蝎、僵蚕、天麻、黄芩、石菖蒲、红花、秦艽、水煎。临服加竹沥一小酒杯，生姜汁五茶匙，一日两进，晚更与活络丹。服至第六日，手指梢头略能运动，足可倚一桌而立。予喜曰：机动矣！改用归芍六君子汤，加红花、钩藤、天麻、竹沥、姜汁，服二十帖，行可二十步矣，手指先麻木不知痛痒，至是能执物。继用天麻丸，兼服全鹿丸，调理百日，病去十之九。次年二月，北上补任永清。公以病后，能戒色断酒，自知培养，故药功获奏。此症予历治历效者，良由先为疏通经络，活血调气，然后以补剂收功。惟经络疏通，宿痰磨去，新痰不生，何疾不瘳。此治类中风之法也。

——《孙文垣医案》

析要　《灵枢·刺节真邪》云："虚邪偏容于身半，其入深，内居荣卫，荣卫稍衰，则真气去，邪气独留，发为偏枯。"本案主要病机为本上盛下虚，痰火化风，加之过量服用补品，最终导致痰火阻滞经络，半身痿废，肢体不能随意运动。法当祛风化痰、清热通经，方用二陈汤行气化痰，加之全蝎、僵蚕、天麻祛风通络，再以石菖蒲、红花、黄芩清热通窍行血，最终痰火去、经络通则愈。

24. 邪气居其间而不反，发为筋瘤

● **医案** 苏州一小童，背上肿大如覆碗，俯不能仰，群谓驼疾也。或戏余曰：君能治奇疾，若愈此，则我辈服矣。其父母以余为果能治也，亦力求焉。余实不知其中何物，姑以腐药涂上，数日皮开肉烂，视其肉，如蚯蚓者盘结数条。细审之，乃背上之筋所聚也。余颇悔轻举，急以舒筋收口丸散，外敷内服，筋渐散，创渐平，肤完而身直矣。此筋瘤之一种也。哄传以余为能治驼疾，从此求治驼者云集，余俱谢不能，此乃幸而偶中。古人并无此治法。癸未入都，尚有人询及者，余谢无此事而已，存此以识异。

——《洄溪医案》

析要 《灵枢·刺节真邪》云："虚邪之入身也深……有所疾前筋，筋屈不得伸，邪气居其间而不反，发为筋溜。"《内经》认为筋瘤是邪气内入、气血瘀滞所致，但对筋瘤的症状并无详细描述。本案小儿背肿似驼，徐大椿以腐药去其皮肉始知为筋瘤，后悔妄用此法，用舒筋收口药内外皆用后治愈。

25. 虚邪之中人，起毫毛而发腠理

● **医案1** 一妇人，秋间肢体作痒，时发寒热，日晡热甚，口苦喜酸，月水先期，面色常青，热甚则赤。恪服清热凉血，后发疙瘩，赤痒益甚，乃清热败毒，破而脓水淋漓。谓此肝脾血虚燥，不信，仍治疮毒，其疮益甚，形气倦怠，饮食减少。

先用补中益气汤，间佐以六君、当归，元气稍复。乃以八珍汤倍用参、术，少用川芎、白芍，间佐以补中益气汤，诸症渐愈。又以四君子汤，佐以加味逍遥散两月余，脓水渐少。

又复月余，疮渐结靥。因怒寒热腹胀，饮食少思，患处复甚，用六君子汤加栀子、柴胡，乃用四君子汤为主，而疮渐愈。

又因怒，月经甚多，发热作渴，疮痛出血。用柴胡清肝散，热退止痛。仍用四君子汤而结靥。又用八珍汤、栀子、丹皮而愈。

——《续名医类案》

析要　《灵枢·刺节真邪》云："虚邪之中人也，洒淅动形，起毫毛而发腠理……搏于皮肤之间，其气外发，腠理开，毫毛摇，气往来行，则为痒。"本案患者肝脾二经血虚生风，又逢秋季燥热，致本病发生。李中梓云：治风先治血，血行风自灭。故本病治疗多以补益气血为主。

● **医案2**　杨某，40岁，女，演员。1963年2月18日初诊。一年来皮肤在遇热或寒凉时发痒，如在太阳光下、烤火炉很热时，或吹冷空气时即痒，以脸颈部多见，偶有红色风疹块，五个月来面部在接触化妆彩色时，局部即发痒、发热而肿，在三个西医医院检查，均认为皮肤过敏，用可的松后，当时有效，而未根除，食纳佳，大便干燥，每天或隔天一次，小便正常，月经尚准，口干喜饮。个人嗜烟，偶饮酒，家庭中无同样疾病，脉细数，舌质正常无苔，身高体瘦，皮肤枯燥欠润。由血燥生风，治宜滋阴养血、清燥息风。

处方：胡麻仁三钱　白蒺藜三钱　细生地三钱　丹皮二钱　赤芍二钱　首乌二钱　地肤子二钱　蝉衣一钱五分　蜂房二钱　豨莶草三钱　荷叶三钱　白糖为引　服五剂，隔天一剂。

[**二诊**]（**3月11日**）　服药后好转，近来又常接触化妆彩色，面颈部仍痒、肿、皮肤粗厚，大便已不干，小便正常，口已不渴，脉浮数，舌正无苔，脉浮属风。以原方去首乌加荆芥、防风、羌活各一钱五分，再服五剂。药后面颈部肿痒又减，以后继服原方而症状逐渐消失。

——《蒲辅周医案》

析要　《灵枢·刺节真邪》云："虚邪之中人也，洒淅动形，起毫毛而发腠理……搏于皮肤之间，其气外发，腠理开，毫毛摇，气往来行，则为痒。"本案患者素体阴虚血燥，外感六淫或遇油彩刺激，邪气搏结于皮肤之间，即出现痒肿，起红色风疹块，日久导致皮肤枯燥欠润。所以，用滋阴养血、清润驱风等药，则症状逐渐消失。

二、内 伤 因 机

1. 高粱之变，足生大丁

● **医案**　一膏粱人年逾五十，患此症，色紫黑，脚焮痛。孙真人云：脱疽之症，急斩去之。毒延心腹必不治，色黑不痛者亦不治。喜其饮食如故，动息自宁，为疮疡善症也，尚可治。遂以连翘消毒散六剂，更以银花、甘草节、瓜蒌，二十余剂，患趾溃脱。再以芎、归、地、连翘、银花、白芷，二十余剂而愈。

——《续名医类案》

析要　《续名医类案卷三十三（外科）·脱疽》开篇即云："谓疗生于足趾，或足消而自脱，故名。亦有发于手指者，名烂节疗，重者腐指节，轻者筋弯。"《内经》认为发于足趾部的疔疮称其为脱疽，《素问·生气通天论》云："高粱之变，足生大丁，受如持虚，劳汗当风。"本案患者平素喜食高粱厚味，患此脱疽之病，医者视其饮食行动尚可，认为可治，用清热解毒之剂治疗，患趾溃脱后再以养血清热剂调理。

2. 因而饱食，筋脉横解

● 医案1　一男子好饮多欲，内痔虚坠下血。以四物汤加芩、连、升麻、葛根，数服虚坠乃止。又以当归郁李仁汤二剂，痔肿亦消；更服脏连丸月余，便血亦止；又月余，兼节酒色不发。大抵醉饱入房，经脉横解，或精气一泄，脉络必虚，酒食之毒，乘虚流结；或淫极强固精气，以致败精浊血遂传大肠；又或饮食浓味，燥湿流注俱成斯疾。所受病者燥气也，为病者湿气也。初宜泻火和血、润燥疏风，久宜养血滋阴、健脾渗湿，治之自愈。若不节酒色，不慎起居，不戒口味，破必成漏，久则穿肠串臀，秽从孔出，臭水淋漓，昼夜无禁。凡得此者，虽不伤生，每苦瘀污，可叹息哉！

——《外科正宗》

析要　《素问·生气通天论》云："因而饱食，筋脉横解，肠澼为痔。"痔的主要病因病机为素积湿热或过食炙爆，或久坐或七情不隧或过食生冷，致使浊气瘀血下注于肛门。本案男子平素好饮酒行房，内积湿热，酒饱后入房精气一泄，湿热乘虚流结。方以四物汤加芩、连、升麻、葛根养血清热，用当归郁李仁汤、脏连丸清热止血、润肠通便，并嘱患者节制酒色。"食饮有节，起居有常，不妄作劳"，改变不良生活习惯才是促使病不再发的根本方法。

● 医案2　祝五四，中年以后，瘦人阴亏有热，饮酒，湿热下坠，精浊痔血。皆热走入阴，则阴不固摄，前方宗丹溪补阴丸，取其介属潜阳，苦味坚阴。若用固涩，必致病加。

　　　水制熟地　龟板胶　咸秋石　天冬　茯苓　黄柏　知母　猪脊筋　捣丸。

——《临证指南医案》

析要　《素问·生气通天论》云："因而饱食，筋脉横解，肠澼为痔。"《内经》认为湿热下注，瘀阻血络，筋脉横解发为痔疾，湿热熏蒸亦致精浊。

本案患者素喜饮酒，又中年体瘦阴虚有热，湿热结于内而发病，叶桂用朱震亨大补阴丸化裁滋阴降火，其认为不可用固涩剂涩精，否则会加重病情。

3. 大怒则形气绝

● **医案**　平湖陈晋公，平素多思多郁，肝火抑于胃中，不得疏泄，煅炼津液成痰，阻滞气道，饮食入胃，则作胀而痛。近因春令肝木用事，恼怒伤肝，以致左肋作痛，以手按之亦痛。肝为藏血之脏，怒则伤肝而血为之郁，《经》云：大怒则血菀于上，令人薄厥，将来虑其随火上升而吐，脉息沉弦而涩。此瘀血阻滞胃中作痛也，理宜行滞消瘀理气之药治之。今先用一味大黄丸，以逐胃中之血从大便而出。并虑其成噎膈之症也。

桃仁　归尾　滑石　郁金　牛膝　香附　栀子　青皮　半夏　广皮。

大便黑色，知其有瘀血也，服酒蒸大黄丸二钱。大便去结粪黑色黏腻之物不计。肛门觉热，则知郁与瘀血无疑矣，但胃中尚未清爽，所以胸膈不能宽畅。背心作痛者，此肺腑也，《经》云诸气膹郁，皆属于肺，因郁之久，火气不能通达，以致作痛。今诊得脉息弦大带数，因服通利之药，火气得以发泄故也。调治之法，先讲开郁消瘀润大便为要。结则胃脘不通而痛，《内经》云三阳结谓之膈，三阳者大小肠膀胱也，结于下则反之于上，而噎膈之症来矣。常将汤液滑润之物滋其大便，并服蔗浆、梨汁、芦根汁，勿使大便燥结为妙。

白芍　甘草　桃仁　当归　郁金　香附　栀子　枳壳　半夏　广皮　夏枯草　煎汤法。

——《沈氏医案》

析要　《素问·生气通天论》云："大怒则形气绝，而血菀于上，使人薄厥。"本案胃痛为瘀血阻滞，加之肝火抑于胃中不得疏泄，煅炼津液成痰，阻滞气道，故饮食入胃则导致胃胀而痛，故宜以行滞消瘀理气之药治之。

4. 勇者气行则已，怯者着而成病

● **医案**　沈三石别驾公夫人严，产三日而腹不畅。南浔女科陈姓者，为下之，大泻五六次，遂发热恶心，又用温胆汤止吐，小柴胡退热，服四日，热吐四日，粒米不进亦四日，又进八珍汤加童便，服后昏愦、耳聋、眼合、口渴、肠鸣、眼胞上下及手足背皆有虚浮。因逆予治。诊其六脉皆数，时五月初二日也。予曰：脉书云数脉所主，其邪为热，其症为虚。法当以十全大补汤加炮姜进之。夜半稍清爽，进粥一盂，始开目言语。次日午时，以承值者倦而药不相接，且言语太多，复昏昧不知人事。初四日，以人参、白术各三钱，炮姜、茯

苓、陈皮各一钱，甘草五分，煎服讫，体微汗，遍身痱痤，热退而神爽。下午又药不接，又动怒，昏昧复如前，六脉散乱无伦，状如解索，痱痤没而虚极矣。亟以人参、白术各五钱，炙甘草、炮姜、大附子各一钱，连进二帖。是夜熟寝，唯呼吸之息尚促。初六日，脉又数，下午发热不退，环跳穴边发一毒如碗大，红肿微痛。夫人父严翁，与陈女科交潜之，曰：向之发热恶心，皆此所致，由附子、干姜温补误也，须急用寒凉解毒之剂。予正色而谕以理曰：此乃胃中虚火游行无制，大虚之症，非毒也。若作毒治而用寒凉，速其死尔。《内经》云：壮者气行则愈，怯者着而成病。惟大补庶可万全。三石翁然予言，急煎附子理中汤进之，日夕两帖，参、术皆用七钱，服后痱痤复出，毒散无踪，热亦退，沾沾喜矣。复以参苓白术散调理而全安。

——《孙文垣医案》

析要　《素问·经脉别论》云："勇者气行则已，怯者则着而为病也。"本案患者为产后体质大虚，医者未考虑体质强弱而妄投泻下之剂，导致症状加重。脉书云：数脉所主，其邪为热，其症为虚。此脉象虽显示为数脉，但实际为胃中虚火游行无制，产后大虚之证，不可当作火热毒邪而误投寒凉之剂，当用大补之剂方可痊愈。

5. 膈塞闭绝，上下不通，则暴忧之病也

● **医案**　丹溪治一少年，食后必吐出数口，却不尽出，隔上时作声，面色如平人。病不在脾胃，而在膈间，其得病之由。乃因大怒未止，辄食面，故有此证。

二陈加韭汁、萝上子，二日以瓜蒂散吐之，再一日又吐之。痰中见血一盏，次日复吐之，见血一钟而愈。

——《古今医案按》

析要　《素问·通评虚实论》云："隔塞闭绝，上下不通，则暴忧之病也。"想其怒甚，则死血菀于上，气机郁结不畅，积在膈间，碍气升降，津液因聚，为痰为饮，痰瘀内阻与血相搏而动，故作声也。以二陈汤加减燥湿化痰，理气和中为基础，又以瓜蒂散上药治下塞。

6. 入五脏则䐜满闭塞

● **医案1**　参政商公，时年六旬有二，元有胃虚之证。至元己巳夏，上都住，时值六月，霖雨大作，连日不止。因公务劳役过度，致饮食失节，每旦则脐腹作痛，肠鸣自利，须去一二行乃少定，不喜饮食，懒于言语，身体倦困，

召予治之。予诊其脉沉缓而弦，参政已年高气弱，脾胃宿有虚寒之证，加之霖雨及劳役致饮食失节，重虚中气。《难经》云：饮食劳倦则伤脾。不足而往，有余随之。若岁火不及，寒乃大行，民病鹜溏。今脾胃正气不足，肾水必挟木势，反来侮土，乃薄所不胜乘所胜也。此疾非辛甘大热之剂，则不能泻水补土，虽夏暑之时，有用热远热之戒。又云：有假者反之，是从权而治其急也。《内经》云：寒淫于内，治以辛热。干姜、附子辛甘大热，以泻寒水，用以为君。脾不足者，以甘补之。人参、白术、甘草、陈皮，苦甘温以补脾土。胃寒则不欲食，以生姜、草豆蔻辛温治客寒犯胃。厚朴辛温厚肠胃，白茯苓甘平助姜附，以导寒湿。白芍药酸微寒，补金泻木以防热伤肺气为佐也，不数服良愈。

附子温中汤　治中寒腹痛自利，米谷不化，脾胃虚弱，不喜饮食，懒言语，困倦嗜卧。

干姜（炮）　黑附子（炮，去皮脐）各七钱　人参（去芦）　甘草（炙）白芍药　白茯苓（去皮）　白术各五钱　草豆蔻（面裹煨，去皮）　厚朴（姜制）　陈皮各三钱。

前十味㕮咀，每服五钱，或一两，水二盏半，生姜五片，煎至一盏三分，去渣，温服，食前。

——《卫生宝鉴》

析要　《素问·太阴阳明论》云："食饮不节起居不时者，阴受之……阴受之则入五脏……入五脏则䐜满闭塞，下为飧泄。"阴者，地气也，主内。故患者乃中气受损，应提补中气为要，宜人参、白术之类。罗氏诊其脉沉缓而弦，且参政已年高气弱，脾胃宿有虚寒之证，《素问·至真要大论》云"寒淫于内，治以甘热"，故在提补中气之药中还应配以甘热之品，用附子、干姜辅之。

● **医案2**　窦男　脾湿困顿已久，饮食稍有不和即易作泻，口渴，脘次不适，舌苔滑白，脉象滑伏不畅，亟宜渗化和中。

云苓皮四钱　炒秫米四钱　清半夏三钱　广藿梗三钱　厚朴花钱半　大腹绒二钱　雅连（吴茱萸三分，泡水，炒）钱半　橘核四钱　陈皮一钱　炒谷芽三钱　西瓜皮一两　益元散五钱（布包）。

——《孔伯华医案》

析要　本案患者食饮不和，脾胃虚弱，运化无权，舌苔滑白，脉象滑伏，因痰湿困脾所致，理当健脾益气，渗湿止泻，予以益元散。

7. 宗筋弛纵，发为筋痿

● **医案**　师某，女，27岁。两年来，月经量少，色淡，白带甚多，腿疼足肿，食欲不振，气短自汗。舌苔白，脉细弱。

辨证立法：六脉细弱，气血不足，月经量少，职是之故。气虚提摄无力，白带绵绵不绝，易汗气短，因之而生。肾阳不振，水不化气，而致跗肿；血不荣筋，经脉不充，而现腿疼。拟调理气血补中通阳法治之。

处方：桂枝 5 克　砂仁 5 克　嫩桑枝 15 克　杭白芍 10 克　细辛 1.5 克　桑寄生 15 克　米党参 10 克　大熟地 10 克　野於术 5 克　当归身 10 克　炙黄芪 12 克　益智仁 5 克　五味子 3 克　宣木瓜 10 克　白薏仁 12 克　炙甘草 3 克　炒远志 10 克。

［二诊］　服药四剂，诸症均有所减轻，但非显效，病已两年，气血双亏，绝非数剂可愈。前方去桑枝、桑寄生，加功劳叶 10 克，金狗脊 15 克，再服十剂。

［三诊］　前方服十二剂，精神渐旺，白带大减，月经尚未及期，然腿痛足肿均效，气短自汗亦好，仍遵前方加力。

处方：桂枝 6 克　米党参 10 克　砂仁 5 克　杭白芍 10 克　当归分 10 克　大熟地 10 克　炙黄芪 12 克　川附片 5 克　野於术 5 克　益智仁 5 克　汉防己 10 克　功劳叶 12 克　宣木瓜 6 克　炙甘草 3 克。

［四诊］　服药八剂，期间月经已来，量较多，色亦鲜，白带甚少，食欲增强，腿已不痛，足肿亦消，前方可以常服。

——《施今墨临床经验集》

析要　《素问·痿论》云："思想无穷，所愿不得，意淫于外，入房太甚，宗筋弛纵，发为筋痿，及为白淫。"思虑过度则伤脾，脾气不升，气虚固摄无力，白带甚多，月经量少，则为荣血不足之证，补中则固气，养血则和荣，益命门之火则化气布精于周身。本方着重调理气血、补中通阳，收效之速在于施治得体。

8. 食则呕者，物盛满而上溢

● **医案**　虞天民治一妇，年三十，产后因食伤，致置虚不纳谷，四十余日矣，闻谷气则恶心而呕，闻药气亦呕。

虞用顺流水二盏煎沸，泡伏龙肝，研细搅浑放澄清，取一盏，入参、苓、白术各一钱，甘草二分，陈皮、藿香、砂仁各五分，炒神曲一钱，陈米一合，加姜、枣，同煎至七分，稍冷服，此药遂纳而不吐，别以陈米煎汤、时时咽之，日进前药二三服，渐能纳粥而安。后以此法治人，悉验。

——《古今医案按》

析要　产后脾胃素虚，中阳不振，纳运失常；胃虚不纳谷，气机上逆。《素问·脉解》云："所谓食则呕者，物盛满而上溢，故呕也。"胃虚不降则上逆为吐。可用人参、白术、陈米振奋胃气，陈皮、藿香、砂仁调理气机。

9. 恐惧而不解则伤精

● **医案**　张景岳曰，余尝治一强壮少年，遭酷吏之恐，病似胀非胀，似热非热，绝食而困。众谓痰火，宜清中焦。诊之，曰：此恐惧内伤，少阳气索，而病及心肾大亏证也。遂峻加温补，兼治心脾，一月而愈。愈后虽形健如初，而阳寂不举，余曰根蒂若斯，肾伤已甚，非少壮所宜之兆。速宜培养心肾，庶免他虞，彼不肯信，未及半载，竟复病而殁。可见恐惧之害，其不小者如此。

——《古今医案按》

析要　《灵枢·本神》云："恐惧而不解则伤精，精伤则骨酸痿厥，精时自下。"恐伤肾，恐惧太过则肾中精气不藏，本案患者因受恐吓而病，张景岳诊断其为大亏之证而用温补法，1个月而愈，但其阳事不举，张景岳认为此乃伤肾太过，为预后不良之兆，当培补心肾，然少年不信最终导致悲剧，警醒我们万不可小看恐惧等情绪对身体的伤害。

10. 水谷之海不足，则饥不受谷食

● **医案**　王　数年病伤不复，不饥不纳，九窍不和，都属胃病，阳土喜柔偏恶刚燥，若四君、异功等，竟是治脾之药。腑宜通即是补，甘凉濡润，胃气下行，则有效验。

麦冬一钱　火麻仁（炒）一钱半　水炙黑小甘草五分　生白芍二钱　临服入青甘蔗浆一杯。

——《临证指南医案》

析要　《灵枢·海论》云："水谷之海不足，则饥不受谷食。"当脾胃功能不足的时候，虽然感觉饥饿但是又不想吃东西。本案患者病伤不复，不饥不纳，九窍不和已有数年，张聿青认为这些症状表现都属于胃病，胃喜湿勿燥，如果用四君子汤、异功散之类的药物，惟有健脾之效。胃腑泄而不藏，宜甘润下行，故用麦冬滋阴养胃，用火麻仁润肠通便。

11. 清浊相干，乱于头则为厥逆

● **医案**　丁文学长令姊，常患晕厥，吐痰碗许乃苏，一月三五发。后又口渴，五更倒饱，肠鸣腹疼，泄泻，小水短涩，咳嗽。余脉之，两寸濡弱，两关

滑大，此中焦痰积所致也。先与二陈汤，加苍术、山楂、麦芽以健脾祛湿为臣，以白芍药止痛为君，以滑石、泽泻引湿热从小便出为佐，黄芩为神佐。十帖，二阴之痛俱止，改以六味地黄丸加黄柏、知母、牛膝，服之而安。

——《孙文垣医案》

析要　《灵枢·五乱》云："清浊相干……乱于头，则为厥逆，头重眩仆。"本案患者常年眩晕，口渴，泄泻，脉两寸濡弱，两关滑大，是痰湿积阻于中焦所致，法当健脾祛痰。方用二陈汤行气祛痰，加苍术、山楂、麦芽以醒脾消食积，使痰去，清气得以畅通而愈。

12. 上虚则眩

● **医案**　某，酒客中虚，痰晕。二陈加术、白蒺藜、钩藤、天麻。

——《临证指南医案》

析要　《灵枢·卫气》云"上虚则眩"，头目失养会发生眩晕等症状。本案患者因饮酒过度，导致五脏所伤，湿浊内蕴，清阳不升，头目失养，从而发生眩晕。故叶桂用二陈汤祛痰，天麻、钩藤等息风。

13. 故饮食不节，喜怒不时，津液内溢

● **医案 1**　一男子囊肿，状如水晶，时痛时痒，出水，小腹按之作水声，小便频数。脉迟缓，此醉后饮水入房，汗出遇风，寒湿毒气聚于囊为患，名水疝也。先以导水丸二服，腹水已去，小便如常。再饮胃苓散，倍苓、术，更用针引去聚水而痊。

——《续名医类案》

析要　《灵枢·刺节真邪》云："故饮食不节，喜怒不时，津液内溢，乃下留于睾，血道不通……此病荣然有水。"本案男子酒后饮水入房，汗出遇风，寒湿阻碍水液正常运行，而使水聚于阴囊部，医者用导水丸、胃苓散等利水消肿，配合针刺引水，共同促进聚水排出。

● **医案 2**　一人玉茎硬不痿，精流不歇，时如针刺，捏之则胀。乃为肾满漏疾，用韭子、破故纸各一两为末，每三钱，日三服，即止。

——《古今医案按》

析要　《灵枢·刺节真邪》云："茎垂者，身中之机，阴精之候，津液之道也。故饮食不节，喜怒不时，津液内溢。"本案男子玉茎强中，同时伴有遗精、疼痛，是为肾漏，用韭子、破故纸壮阳固精，此方亦见于《奇效简便良方》用于治疗肾漏。

第二章

经 脉 气 血

一、经 脉

1. 太阳之脉，其终也，戴眼，反折，瘛疭

● **医案** 吴承先令爱，体素孱弱，勤于针黹，忽浑身战栗，牙关紧急，舌可略露，口不能言，时露抽搐角弓之状，寒热悉无，小水仍利。疏风解表之药不效，病经两日，其势渐危。诸医见大便未通，欲行攻下，未决。余至，众皆推治。诊之，脉来缓大，方思议间，手足抽搐，角弓反张，牙关紧急，两目翻视，诸医告退。窃此症其来甚暴，应知暴病非阳，且无寒热，决非三阳实邪。若果外邪固闭，其人早已昏迷不醒，安得清明若是？此必血虚风中，筋脉瘛疭无疑。与大剂十全大补汤，重肉桂，加附子，急进，抉齿灌入，俾得略睡，其势稍止，昼夜一周，进药三剂，乃得口开能言，然犹微搐，共进十余剂始安。

——《得心集医案》

析要 《素问·诊要经终论》云："太阳之脉，其终也，戴眼，反折，瘛疭。"本案患者体素孱弱，发病时又予以疏风解表之药，耗散经气，经脉之气极虚，气血无以养筋，法当温阳补气，养血柔筋。方中人参、白术、茯苓、甘草、黄芪益气健脾，熟地、白芍、当归、川芎补血活血，加以重用肉桂、附子以温阳，助药力，使气血充盈而筋得其所充养，病自愈。

2. 少阳常少血多气

● **医案** 石山治一人，年近六十，面色苍白，病左耳聋二十年矣。近年来，或头左边及耳皆肿，溃脓，脓从耳出甚多，时或又肿，复脓，今则右耳亦聋。屡服祛风去热逐痰之药，不效。汪诊左手，心脉浮小而快，肝肾沉小而快，右脉皆虚散而数。此恐乘舆远来，脉未定耳。来早，脉皆稍敛，不及五至，非比日前之甚数也。

夫头之左边及耳前后皆属于少阳也，经曰：少阳多气少血。今用风药痰药类皆燥剂，少血之经，又以燥剂燥之，则血愈虚少矣。血少则涩滞，涩滞则壅肿，且血逢冷则碍。今复以寒剂凝之，愈助其壅肿，久则郁而为热，腐肉成脓从耳中出矣。渐至右耳亦聋者，脉络相贯，血气相根据，未有血病而气不病也。故始则左病而终至于右亦病矣。是为病久气血两虚。且年六十，气血日涸，而又出外劳伤气血，又多服燥剂以损其气血，脓又大泄以竭其气血，则虚

而又虚可知矣。以理论之，当滋养气血，气血健旺则营运有常而病自去矣，否则不惟病不除，而脑痛耳疳，抑亦有不免矣。人参二钱，黄芪三钱，归身、白术、生姜各一钱，鼠粘子、连翘、柴胡、陈皮各六分，川芎、片芩、白芍各七分，甘草五分，煎服十数帖而愈。

——《名医类案》

析要　《素问·血气形志》云："少阳常少血多气。"今用风药、痰药，类皆燥剂，少血之经，又以燥剂燥之，则血愈虚少。故当滋养气血，以人参、黄芪、白术、陈皮补气；当归、白芍、川芎养血；柴胡、黄芩清解少阳郁热。如此气血健旺，则运行有常，而病自去。

3. 月事不来者，胞脉闭也

● **医案1**　刘女，八月二十二日。肝热脾湿，经停不行，兼作呃逆，饮纳不易消化，面色白滞，脉滑数。宜清通化湿，兼事柔肝。此女素好用心，在校读书每考第一名，至中学亦然。

生鳖甲钱半　鸡血藤五钱　旋覆花三钱　代赭石三钱　川牛膝三钱　云苓皮三钱　益母草五钱　盐橘核（乌药钱半，同炒）四钱　炒湖丹皮钱半　川朴花钱半　赤小豆（布包）八钱　炒谷芽三钱　杜仲炭三钱　炒稻芽三钱　桑寄生六钱　滑石块四钱　生山甲钱半　知母三钱　桃仁钱半　大腹绒钱半。

——《孔伯华医案》

析要　《素问·评热病论》云："月事不来者，胞脉闭也，胞脉者属心而络于胞中，今气上迫肺，心气不得下通，故月事不来也。"经闭之因甚多，本案患者为肝热脾湿，经停不行，宜清通化湿，兼事柔肝。生鳖甲、生山甲同用，取软坚散结以通血络，配合赤小豆、丹皮、益母草等以活血利湿通经，对室女气血郁结而致经闭者，疗效颇佳。

● **医案2**　张某，女，23岁。平素行经错后，本年初因家事不顺，心情郁郁，由二月至今五个月经水未来。腰背疼痛，食少，头晕，日渐消瘦，睡眠及二便尚属正常。舌苔薄白质暗，六脉沉涩而细。

辨证立法：情志不舒，气滞血瘀，月经五个月未至，应以疏肝活血法治之。

处方：柴胡5克　砂仁5克　玫瑰花5克　赤白芍各6克　生熟地各6克　厚朴花5克　益母草（酒洗）12克　酒川芎5克　酒当归10克　佛手花6克　佩兰叶10克　炒丹皮5克　月季花6克　炒丹皮5克　泽兰叶10克　炒丹参6克　白蒺藜10克　沙蒺藜10克　炙甘草3克。

[二诊]　服药四剂，腰背疼痛减轻，食欲好转，惟月经仍未来。前方加桂

枝 3 克，细辛 1.5 克，再服四剂。

[三诊]　前方服四剂，月经已见，量少色暗，少腹坠痛，拟用丸方调理。处方：每日早服八宝坤顺丸 1 丸，晚服玉液金丹 1 丸。

——《施今墨临床经验集》

析要　经闭之因甚多，本案患者则为情志郁郁，以致气结血瘀者，故疏肝活血为宜，以柴胡四物为主方，玫瑰花、月季花、泽兰、益母草诸味既活血又养血。

● 医案 3　肖妇，八月二十五日。经停六个月，由少而闭，带下极多，腹中偏右有块，忽上忽下，此瘕结也。夜不安眠，大便时溏，胃纳不化，脉息沉涩、两尺尤虚，治当和肝固肾通经以消息之。

桑寄生五钱　当归尾四钱　川芎二钱　制香附三钱　炒五灵脂三钱　桃仁泥三钱　杏仁泥三钱　赤芍药三钱　酒炒元胡二钱　干地黄四钱　首乌藤六钱　六曲三钱　甘草一钱　干藕节三钱　生蒲黄三钱。

——《孔伯华医案》

析要　本案处方中五灵脂、生蒲黄为失笑散，是治儿枕痛之效方，此则取其活血散瘀，更合桃仁、赤芍药、当归、川芎等味，则破瘀化结，通经之力更强。

4. 阳明者五脏六腑之海，主润宗筋

● 医案 1　谢映庐治阳痿不起案。陈鸣皋，体丰多劳，喜食辛酸爽口之物。医者不知味过于酸，肝气以津，脾气乃绝，以致形肉消夺，辄用参、术培土，不思土不能生，徒壅肝热，故复阳痿不起。颠沛三载，百治不效。盖未悉《内经》有筋膜干则筋急而挛、发为筋痿之例。余诊脉左数右涩，知为肝气太过，脾阴不及，直以加味逍遥散令服百剂，阳事顿起。更制六味地黄丸十余斤，居然形体复旧。此种治妙，惟智者可悟，《内经》一书，岂寻常思议所可到哉。

逍遥散（《局方》）　柴胡　当归　白芍　茯苓　甘草　薄荷　煨姜（或加丹皮、栀子）。

六味地黄丸　地黄　山药　丹皮　泽泻　山茱萸　茯苓。

——《得心集医案》

析要　《素问·痿论》云："思想无穷，所愿不得，意淫于外，入房太甚，宗筋弛纵，发为筋痿，及为白淫。故《下经》曰：筋痿者，生于肝使内也。""阳明者，五脏六腑之海，主润宗筋……冲脉者，经脉之海也，主渗灌溪谷，与阳明合于宗筋。"《素问·厥论》曰："前阴者，宗筋之所聚，太阴阳明

之所合也。"本案患者肝木之气太过克制脾胃，加之颠沛三载无效，思想上忧虑，则太阴阳明受损无法濡润宗筋，以加味逍遥散疏肝清热，缓解克脾胃之气，患者阳事顿起，再以六味地黄丸滋阴补肾，其形体渐复。

- **医案2** 补火生土愈阳痿案。福莆清海林公，叶相国内戚也，叶府席间谈及云：阳痿久矣，方士多用起阳药投之，更痿甚，不知当用何药。余按得命门脉既虚弱，胃脉复弱甚，因思经云，男子前阴谓之宗筋，宗筋属阳明胃经，阳明实而宗筋坚，能束骨而利机关矣。胃为水谷之海，六腑之大源，能容谷二斗，容水一斗五升。一升，今之一大茶盂耳，饮食多则阳旺，饮食少则阳痿。今公食少且泻，安得不痿乎？治法但补命门真火，开胃健脾，使饮食日渐加倍，阳自起矣。公悦，遂用补骨脂为君，人参、白术为臣，白茯苓、干山药为佐，石斛、泽泻为使，交子时服，一二剂而起，三四剂而旺。《内经》云：诸痿生于肺热，肺金体燥，居上焦，肺虚则热，宜子母相生，脾乃肺之母也，余不用清肺热，但补下焦真火者，俾火生土，土生金，寻源之意也（柱史贾四塞阳痿，亦以此法治验）。

——《两都医案》

析要 《素问·痿论》云"阳明者，五脏六腑之海，主润宗筋"，《素问·厥论》："前阴者，宗筋之所聚，太阴阳明之所合也。"阳明充实宗筋才能坚实，本案患者阳痿日久，诊其命门、胃脉虚弱，倪士奇以补火生土之法，补肾壮阳健脾。其认为《内经》中痿证责于肺热，肺虚生热，"诸痿喘呕，皆属于上""五脏因肺热叶焦发为痿躄"，以五行相生，土生金，火生土来治疗痿证，是寻其本原之意。

5. 少阳厥逆，发肠痈

- **医案** 龚子才治一妇人，腹痛如锥，每痛欲死，不可着手。六脉洪数，此肠痈也。用穿山甲（炒）、白芷、贝母、僵蚕、大黄，合一大剂，水煎服，脓血从小便处出而愈。

——《续名医类案》

析要 《素问·厥论》云："少阳厥逆，机关不利。机关不利者，腰不可以行，项不可以顾，发肠痈不可治，惊者死。"肠痈是痈疽发生于肠腑，西医学中急性阑尾炎等急腹症可划为此列。本案中妇人腹痛难忍，不可触摸，医者以穿山甲、白芷、贝母、大黄等消肿排脓、散结消痈，服药后脓血从小便出而愈。

6. 少阴之脉，贯肾系舌本

● **医案** 殳珪字廷肃治一妇人，娠八月，卧不语，众医敛手。珪曰：此《内经》所谓胎喑也，十月当不药而愈。（《嘉善县志》）

——《续名医类案》

析要 《素问·奇病论》云："黄帝问曰：人有重身，九月而瘖，此为何也？岐伯对曰：胞之络脉绝也。帝曰：何以言之？岐伯曰：胞络者，系于肾，少阴之脉，贯肾系舌本，故不能言。帝曰：治之奈何？岐伯曰：无治也，当十月而复。"本案中妊娠妇人病喑哑，《内经》中认为其病因为胞之络脉绝，胞络系于肾，肾经循行循喉咙挟舌本，故胞之络脉绝，则孕妇可发生子喑，此病无需治疗，产子后经气恢复即可自愈。

7. 肝脉小缓为肠澼

● **医案** 沧县杨某，年三十五岁，于季秋因下痢成肠溃疡证。

病因：因业商赔累歇业，心中懊侬，暗生内热，其肝胆之热，下迫致成痢疾。痢久不愈，又转为肠溃疡。

证候：其初下痢时，后重腹疼，一昼夜十七八次，所下者赤痢多带鲜血，间有白痢。延医治疗阅两个月，病益加剧。所下者渐变为血水，杂以脂膜，其色腐败，其气腥臭，每腹中一觉疼即须入厕，一昼夜二十余次，身体羸弱，口中发干，心中怔忡，其脉左右皆弦细，其左部则弦而兼硬，一分钟九十二至。

诊断：此乃因痢久不愈，肠中脂膜腐败，由腐败而至于溃烂，是以纯下血水杂以脂膜，即西人所谓肠溃疡也。其脉象弦细者，气血两亏也。其左脉细而硬者，肝肾之阴亏甚也。其口干、心中怔忡者，皆下血过多之所致也。此宜培养其气血而以解毒化瘀生新之药佐之。

处方：龙眼肉一两　生怀山药一两　熟地黄一两　金银花四钱　甘草三钱　广三七（轧细）三钱　药共六味，将前五味煎汤，送服三七末一半，至煎渣再服时，仍送服其余一半。

方解：龙眼肉为补益脾胃之药，而又善生心血以愈怔忡，更善治肠风下血，治此证当为主药。山药亦善补脾胃，而又能上益肺气、下固肾气，其所含多量之蛋白质，尤善滋阴养血，凡气血两虚者，洵为当用之药。熟地黄不但补肾阴也，冯楚瞻谓能大补肾中元气，亦气血双补之品也。此三味并用，久亏之气血自能渐复，气血壮旺自能长肌肉、排腐烂。又佐以金银花、甘草以解毒，三七以化瘀生新，庶能挽回此垂危之证也。

[二诊] 将药煎服三剂，病大见愈，一昼夜大便三四次，间见好粪，心中

已不怔忡，脉象犹弦而左部不若从前之硬。因所服之药有效，遂即原方略为加减，又服数剂，其大便仍一日数次，血粪相杂。因思此证下痢甚久，或有阿米巴毒菌伏藏于内，拟方中加消除此毒菌之药治之。

处方：龙眼肉一两　生怀山药一两　熟地黄一两　甘草三钱　生硫黄（研细）八分　鸦胆子（成实者，去皮）六十粒　药共六味，将前四味煎汤一大盅，送服鸦胆子、硫黄末各一半，至煎渣再服时，仍送服其余一半。

方解：方中用鸦胆子、硫黄者，因鸦胆子为治血痢要药并善治二便下血，硫黄为除阿米巴痢疾之毒菌要药，二药并用，则凉热相济，性归和平奏效当速也。

[三诊]　将药煎服两剂，其大便仍血粪相杂、一日数行。因思鸦胆子与硫黄并用虽能消除痢中毒菌，然鸦胆子化瘀之力甚大，硫黄又为润大便之药（本草谓其能使大便润、小便长，西人以硫黄为轻下药），二药虽能消除痢中毒菌，究难使此病完全除根，拟去此二药，于方中加保护脂膜固涩大便之品。

处方：龙眼肉一两　生怀山药一两　大熟地黄一两　赤石脂（捣细）一两甘草三钱　广三七（轧细）三钱　药共六味，将前五味煎汤一大盅，送服三七细末一半，至煎渣再服时，仍送服其余一半。

效果：将药连服五剂，下血之证痊愈，口中已不发干，犹日下溏粪两三次，然便时腹中分毫不疼矣。俾用生怀山药轧细末，每用两许煮作茶汤，调以白糖令适口，当点心服之，其大便久自能固。

——《医学衷中参西录》

析要　《素问·大奇论》云："肝脉小缓为肠澼，易治……心肝澼亦下血，二脏同病者可治。"本案患者因业商赔累歇业，心中懊恼，其肝胆之热下迫致成痢疾。心肝二脏失调引发的痢疾，亦见下血，故宜补益心肝之气血的同时，配以解毒化瘀除痢之法。

8. 癫疝少腹肿

● **医案**　罗谦甫治赵运使夫人，年近六十，三月间，病脐腹冷痛，相引胁下，痛不可忍，反复闷乱，不得安卧。乃先灸中庭穴，在膻中下寸六分陷者中。任脉气所发，灸五壮或二七、三七壮；次以当归四逆汤：归尾七分，桂、附、茴香、柴胡各五分，芍药四分，茯苓、延胡、川楝各三分，泽泻一分，数服愈。

——《古今医案按》

析要　《素问·脉解》云："厥阴所谓癫疝、妇人少腹肿者，厥阴者辰也，三月阳中之阴，邪在中，故曰癫疝少腹肿也。"本案患者三月间脐腹冷痛，痛引胁下，为阴邪积聚于中，循厥阴肝经发病，从而发生脐腹冷痛，相引胁下。故罗谦甫用温灸法及温性药物，温经散寒，养血通脉。

9. 任脉为病，男子内结七疝，女子带下瘕聚

● **医案 1**　谷妇，十二月十二日。高年脾湿下注，带下极多，少腹作痛，湿气相郁结，脉滑实而数，左关较盛。拟清滋渗化，兼祛湿邪。

云苓皮四钱　盐橘核五钱　川草薢四钱　泽泻一钱　炒秫米四钱　山楂核三钱　土炒乌药三钱　猪苓三钱　生牡蛎五钱　荔枝核五钱　莲肉三钱　陈皮二钱　川黄柏三钱　焦白术二钱　茵陈二钱　制香附三钱　干藕节五个。

[二诊]（十二月二十四日）　脾湿下注，带下极多，腹内先痛，状如崩中。连进前方药，症尚未转，湿热太久，右尺脉大而数，再为变通前方：

云苓皮四钱　川草薢四钱　土炒乌药三钱　芡实米（盐水炒）三钱　炒秫米四钱　生於术三钱　橘核五钱　菟丝饼（生）二钱　海蛤（布包）一两　川黄柏三钱　盐炒陈皮二钱　广木香一钱　益元散四钱　大腹绒一钱　知母三钱　干藕节五个　银杏（带皮）三枚，黄土汤煎。

——《孔伯华医案》

析要　《素问·骨空论》云："任脉为病，男子内结七疝，女子带下瘕聚。"本案患者高年由劳伤过度、损动精血，体虚受风冷入于胞络，搏其血之所成也。冲脉、任脉为经络之海，任之为病，女子则带下。带下如崩，脾肾两虚，湿邪相乘，以生海蛤、菟丝饼、盐水炒芡实米以固肾滋摄；银杏以收敛止带；生於术益脾祛湿；余药理脾利湿，顺气以分利之。以黄土汤煎煮，盖黄土功专入脾，脾统血，带脉统于脾，土爱稼穑具生化升举之性，用其汤以煎诸药，共奏补肾健脾、渗湿固带之功。

● **医案 2**　张妇，八月初四日。脾湿肝热，带下颇多，色黄，头目不清爽，纳物不香，脉象滑数。宜清化滋摄。

生牡蛎两　生海蛤两　云苓皮五钱　炒知母三钱　盐黄柏三钱　芡实米四钱　旋覆花三钱　川草薢四钱　滑石块四钱　石决明八钱　代赭石三钱　炒秫米四钱　福泽泻四钱　炒豆芽三钱　炒稻芽三钱　盐橘核四钱　藕两　车前子（布包）四钱　红鸡冠花三钱　白鸡冠花三钱。

[二诊]　加赤小豆两、炒湖丹皮钱半、血余炭三钱。

——《孔伯华医案》

析要　本案患者由于年事已高，劳伤过度，损动精血，体虚受风冷入于

胞络，搏其血之所成也。冲脉、任脉为经络之海，任之为病，女子则带下。年事已高的妇女带下病重在滋摄，多用生牡蛎、生海蛤、生石决明、盐炒芡实，红、白鸡冠花治黄白带下颇佳。

● **医案3**　王妇，九月十三日。湿热郁阻，经为之闭，四十余日始下，进而腰腹酸痛，带下亦多，脉滑伏而缓。讵宜由血中清化湿邪。

赤小豆六钱　云苓皮四钱　鸡血藤五钱　川草薢四钱　湖丹皮二钱　川牛膝三钱　杜仲炭（盐水炒）三钱　方通草一钱　生鳖甲钱半　山萸肉三钱　元胡三钱　制香附三钱　盐川柏三钱　益母草三钱。

[二诊]（九月十六日）　加北细辛五分、川椒目五分、炒台乌药三钱。

[三诊]（九月二十三日）　经下腹胀，左半腹痛，加大腹绒钱半、旋覆花三钱、代赭石三钱。

——《孔伯华医案》

析要　《素问·痿论》云："思想无穷，所愿不得，意淫于外，入房太甚，宗筋弛纵，发为筋痿，及为白淫。"思虑过度则伤脾，脾气不升，气虚固摄无力，白带量多，湿热郁阻，经为之闭，赤小豆、丹皮、云苓皮、草薢、通草、细辛、椒目从血分中清化湿邪，鸡血藤、元胡、益母草、制香附、牛膝顺气活血通络。

● **医案4**　遗风庞，带下腰酸，脉关尺涩细，经停七月，腹中有形，病在冲任。宜柔肝、涩下。

桑螵蛸三钱　归身钱半　菟丝子三钱　生香附钱半　炒杜仲三钱　木蝴蝶四分　川断三钱　绿萼梅钱半　生牡蛎四钱　大腹绒三钱　覆盆子三钱　清煎四帖。

——《重订邵兰荪医案》

析要　《素问·上古天真论》云："任脉通，太冲脉盛，则月事以时下。"本案患者冲任并亏，而经停7个月；肝郁不畅，则腹中有形，肾虚而带脉不固，则酸下腰带。故治以柔肝涩下，即是摄冲任之意。

● **医案5**　郝某，女，35岁。十四岁月经初潮，经期无定，时赶前，时错后，结婚十年未孕。近年来，月经每至量极多，只能睡卧不能行动，时有带下，腰酸，身倦，目眩，耳鸣，睡不安，多恶梦。舌质淡，六脉沉细而软。

处方：每日早服强心丹18粒，晚服玉液金丹1丸。

[二诊]　服丸药二十日，期间月经曾来，量已减少，血色正常，腰酸，腿痛，少腹不适等症均较往日为轻，拟予汤药四剂，更服前次丸药二十日观察。

处方：生熟地各10克　醋柴胡5克　川杜仲6克　杭白芍10克　川续断

6克　酒黄芩15克　当归身10克　酒川芎5克　陈阿胶10克　蕲艾叶6克　炒远志10克　鹿角胶10克　炒山萸12克　巴戟天10克　淡苁蓉20克　炙甘草3克。

[三诊]　汤药丸剂共服二十日，月经二十九天来潮，量已正常，白带甚少，腰腹酸痛均减，头晕、目眩、耳鸣、心跳亦大为好转，精神旺健，仍用丸剂治病。

处方：每日早服天王补心丹1丸，午服八宝坤顺丸1丸，晚服参茸卫生丸1丸。

[四诊]　服药三十日，月经未见，精神极好，前有之头晕、目眩、心跳、耳鸣诸症逐渐消失，食睡均佳，嘱再服丸药一个月。

[五诊]　又服丸药一个月，情况很好，月经仍未至，遂停药一个月，现症食后恶心呕吐，畏油腻，喜食酸，六脉均滑，已有怀孕现象，拟和胃止呕法。

处方：砂仁壳5克　玫瑰花6克　豆蔻壳5克　厚朴花6克　旋覆花（半夏曲6克同布包）5克　白扁豆25克　野於术5克　青皮炭6克　广皮炭6克　香稻芽10克　炙甘草3克。

注：五诊后六个月，患者生一男孩，因乳汁不下又来诊视，为之处方下乳。

——《施今墨临床经验集》

析要　《素问·上古天真论》云："女子二七天癸至，任脉通，太冲脉盛，则月事以时下，故有子。"肾气充盛，天癸至，任脉、冲脉充盛，是女子孕育的基本条件。冲为血海，任主胞胎，冲任不调，经期无定，血海不充，提摄无力，经水量多，更致血亏。冲任不盈，天癸失调，婚久不孕，缘由是起，拟调经养血，使太冲脉盛，任脉协和，自可怀孕也。本案治以调经养血，月经期准，病证消失，自然怀孕。施师曰：女子婚后生育，本是生理功能，除子宫、卵巢有生理之缺欠或实质病变不能生育者外，凡不孕者，总是因病影响功能所致，治愈其病则能受孕。

● **医案6**　脉弱质亏，操持多劳，昔年产后少腹起有痞块，不时作痛，迩来痛于早晨，日日如是。经云：任脉起于中极之下，循腹里。任之为病，其内若结，男子七疝，女子瘕聚。再考古人论积聚，分癥瘕两端，癥者征也，有块可征，其病在血；瘕者假也，聚则有形，散则无迹，其病在气。良由新产之后，或因寒侵，或因气滞，以致循经之血，凝结成形，胶粘牢固，长大则易，铲削则难，须待本身元气充旺，始能消磨，倘务急攻，非但积不可消，反伤正气。《内经》有大积大聚，其可犯也之戒，旨可见矣。现在痛势攻冲较甚，滋腻之补，似非所宜。思久痛在络，冲为血海，先商煎剂，调和冲任，使其脉络流通、气机条畅。痛势稍缓，再议丸药，图刈病根。

——《程杏轩医案》

析要　《素问·骨空论》云："任脉者，起于中极之下，以上毛际，循腹里。"又云："任脉为病，男子内结七疝，女子带下瘕聚。"脉弱质亏，操持多劳，昔年产后虚劳致本身元气不足，最终影响人体气血津液运行。现在痛势攻冲较甚，滋腻之补，似非所宜。安波按：煎剂议通瘀煎法丸，以回生丹攻补兼用。

10. 督脉为病女子不孕

● **医案 1**　董某，女，36 岁。有原发痛经史，结婚 3 年，痛经加重，未作避孕，至今未有过生育。月经潮前乳房胀痛，甚则影响休息与工作，经潮量少、色紫暗、不畅，伴腹痛恶心，痛剧面色苍白，用一般止痛药无效，曾做诊刮显示子宫内膜正常，其夫精液检查正常。

婚后不孕，痛经，脉沉迟，舌苔薄腻，色紫，眼圈发黑。证属气滞血瘀，拟理气化瘀立法，化瘀赞育汤主之。服法为每次月经前服 5~7 帖，3 个月为 1 疗程，停药后可望怀孕，如不效，可连服 1 个疗程。如血瘀症状较为明显者，平时加服血府逐瘀汤调整阴阳，平衡气血。除器质性病变者外，一般皆有效果。

方药：小茴香 3 克　延胡索 9 克　官桂 4.5 克　赤芍 9 克　生蒲黄 12 克 五灵脂 12 克　干姜 2.4 克　川芎 4.5 克　没药 4.5 克　紫石英 30 克。

每月于月经前服 7 帖，药后乳房胀痛及痛经均减轻。经治 4 个月，随即怀孕，育一子。

——《颜德馨临床经验辑要》

析要　《素问·骨空论》云："督脉者，起于少腹以下骨中央，女子入系廷孔……此生病，从少腹上冲心而痛，不得前后，为冲疝。其女子不孕，癃痔遗溺嗌干。督脉生病治督脉，治在骨上，甚者在脐下营。"血瘀是不孕证病机之一。少腹逐瘀汤温经散寒化瘀，调理冲任，王清任称其能"令人有子"，加紫石英名为化瘀赞育汤，以增强温补肾阳、温暖胞宫的作用，使疗效更加显著。

● **医案 2**　程载翼尊阃，患噤口痢，六脉俱虚，右关独滑，症见身冷自汗，前板齿燥，口干舌燥，额上皮肉不能推移，小便五日不解，势甚危笃，诸医束手。余曰：此伤暑夹食也。以清暑益气为主加减治之，人参、苍术、神曲、麦冬、五味、香茹、茯苓、干葛、红曲、白芍、桂枝、甘草、乌梅、木香、陈仓米，一剂而小便利、痢亦减。惟口干、冷汗不止，用白芍、人参、茯苓、白术、川连、石莲、甘草、川芎、木香、柴胡、广皮、神曲、桂枝、花粉、炒米，一剂左尺如旧，余脉俱有胃气。投以补中益气汤，忽又腹痛多泄，余知早用黄芪，不用姜、桂之故也。急以肉桂五分，当归一钱二分，赤茯八分，白术一钱五分，滑石一钱一分，陈皮八分，黑姜五分，黄芩七分，柴胡六分，木香八分，石莲一钱，用金银花三钱，另煎汤二碗，加煨姜一片，枣二枚，乌梅一个，乳香三分，煎服，脐上贴上池膏，痢渐减，喉间有梅核状作梗，口苦，盖因中气虽建，阳气虽升，而肺气尚未开发故耳。用紫苏、桔梗、腹皮、藿香、白芷、白术、厚朴、陈皮、甘草、茯苓、半夏、人参、姜、枣以开提之，痢遂愈。一昼夜尚水泻十余次，此本病也。又疏一方，附子、肉果、人参、白术、山药、甘草、山萸、丁香、茯苓、巴戟、炮姜、莲肉、乌梅而愈。后定丸方，许其调经种子。或曰载老尊阃，十年脾泄，十年不孕，谈何容易乎？服丸药两个月，泄症全愈，果受妊生子。丸方：白术半斤，附子三两，良姜三两，干姜三两，苍术半斤，青皮一两五钱，陈皮一两五钱，茯苓二两，山药二两，当归二两，白芍二两，巴戟二两，山萸二两，人参二两，黄芪二两，甘草一两，肉桂一两，木香一两，泽泻七钱，益智二两，半夏一两五钱，枳实二两，香附两半，砂仁两半，鹿角胶四两，熟地二两，丁香一两，牡蛎二两，续断二两。

——《东皋草堂医案》

析要　督脉与冲脉、任脉皆起于胞中，以滋养胞宫、孕育胎儿。若督脉病则阳虚宫寒，不受胎孕，成为不孕症。本案患者10年脾泄，10年不孕，素体禀赋不足，脾肾皆虚，胞宫失于温煦，不能摄精成孕。治宜温补脾肾，方用毓麟珠或温胞饮加减皆可。

11. 邪客于足少阳之络，令人胁痛不得息

● **医案**　姚弁山老先生内人，自上年十月，左足不能履地。至十二月，产后忽好三日，复不能动，时常胸胁作痛，素多痰火，而治者年以四物汤、天麦门冬为主，间服独参汤，服将弥年，而病如故。予诊之，两寸脉俱洪滑而数，夜分发热，此系湿痰凝滞，补塞太重，故迁延不脱。乃以二陈汤加苍术、黄柏、威灵仙、五加皮、生地黄、白芥子、白芍药、当归，两帖，胸胁痛止，热除，再加薏苡仁，八帖，而足能举步矣。

——《孙文垣医案》

析要　《素问·缪刺论》云："邪客于足少阳之络，令人胁痛不得息。"本案患者素多痰火，法宜清热祛痰、通络止痛。方中半夏辛温性燥，善能燥湿化痰；橘红既可理气行滞，又能燥湿化痰；加以苍术、黄柏、白芥子，祛痰清虚热，使痰热消散，经络气机通畅则愈。

12. 少阴有余，病皮痹瘾疹

● **医案**　肖某，女，24岁。1963年2月8日初诊。一个多月前开始突然周身出现"风疹块"，现仍成片而痒，遇风痒甚，以头面、颈部为显，局部皮肤红肿、发热，无脓疮及痂皮，但搔破流水，皮肤干燥，饮食尚佳，大便常秘结，小便及月经正常，心烦尤以肤痒时显，无汗出，脉浮弦细数，舌红无苔。

辨证立法：皮腠虚、受风而发疹，风蓄而化燥，治以清血祛风、养阴润燥。

处方：荆芥钱半　僵蚕三钱　蝉衣二钱　苍耳子三钱　白蒺藜三钱　地肤子三钱　胡麻仁三钱　菊花二钱　玄参二钱　细生地三钱　炒栀子二钱　羌活一钱　白附子一钱　服五剂。另用牙皂二两，煮水洗。

——《蒲辅周医案》

析要　《素问·四时刺逆从论》云"少阴有余病皮痹瘾疹"，此为疹病名及病机的描述，治法多从祛风着手。风疹，中医学又有"风丹""瘾疹""风疹块"等名。《医宗金鉴》称"由汗出受风，或露卧乘凉，风邪多中表虚之人，初起皮肤作痒，次发扁疙瘩，形如豆瓣，堆累成片……"。其病原来自外因风邪所致，而西医学认为是过敏体质的一种变态反应。据本案患者，表虚不固，皮肤肌腠为风邪所侵而发疹，受风日久而化燥，波及营血。所以，治疗宜清血祛风、养阴润燥。

13. 厥阴所致，为胁痛呕泄

● **医案1**　廉左　呕吐数日，至昨忽然偏右胀满，上则中脘，下则少腹，尽行板硬，一时之间，气从上逆。幸未几即平。然食入仍呕，并吐出蛔虫，口渴频饮。舌苔糙白，脉象虚弦。肝木横逆之余，胃土有升无降，阳明之液暗亏。恐呃忒致厥。

川连五分　炒乌梅五分　炒川椒二分　金石斛五分　川楝子一钱五分　吴茱萸二分　杭白芍（酒炒）二钱　制半夏三钱　白蒺藜三钱　红石榴子百粒　枇杷叶（去毛）二片　鲜竹茹（盐水炒）一钱。

——《张聿青医案》

析要　《素问·六元正纪大论》云："厥阴所至为胁痛呕泄。"《灵枢·经脉》云："肝足厥阴之脉……是肝所生病者，胸满呕逆飧泄，狐疝遗溺闭癃。"厥阴为两阴交尽，经脉交太阴，夹胃，属肝，络胆，贯膈，布胁肋，循喉咙，邪犯厥阴，使肝失条达，横犯脾胃，胃失和降则呕逆，故本案为厥阴之病。以黄连、乌梅、川椒为乌梅丸法式，佐以吴茱萸、半夏、竹茹等降逆止呕。

● **医案2**　渔庄沈（女）　闺女便泻未除，脉弱细，呕恶已瘥，胃馁，脘闷少寐。宜养胃、和肝、凝神。

丹参三钱　佩兰叶钱半　枣仁三钱　谷芽四钱　扁豆衣三钱　皮一钱　香附钱半　玫瑰花五朵　茯神四钱　藿斛三钱　通草钱半　清煎三帖。

——《重订邵兰荪医案》

析要　本案病机为肝气横逆于胃，致胃气上逆而呕恶脘闷，肝阳夹湿侮脾则便泻。《素问·逆调论》又云："阳明者胃脉也，胃者六腑之海，其气亦下行，阳明逆不得从其道，故不得卧也。"因而胃不和而卧不安，出现少寐的症状，故以制肝和胃、扶脾安神为治。

- **医案3**　丰氏，眩晕痞呕，多酸苦浊沫，肝木乘土，胃虚食减，瘀浊不降，得虚风翔，则倾溢而出，厥阳上冒，清窍为蒙，故眩晕时作。诊脉涩小数，两寸尤甚。先用降浊息风。瓜蒌霜、苏子、半夏、茯苓、杏仁、天麻、甘菊炭、钩藤、橘皮，诸症平，思纳食矣。又照原方去苏子、杏仁、钩藤，加茯神、莲子、金钗石斛、荷叶煎汤。十数服而安。

——《类证治裁》

析要　《素问·至真要大论》云："厥阴之复……筋骨掉眩清厥，甚则入脾，食痹而吐。"厥阴风气之复，多会发生厥心痛，多汗，呕吐，饮食不下，或食入后又吐出，筋骨抽痛，眩晕，手足逆冷，甚至风邪入脾，食入痹阻不能消化的症状。本案患者眩晕痞呕，吐酸苦浊沫，为肝木乘克脾土，脾胃虚弱，痰浊内生，蒙蔽清窍，故会引起眩晕发作。治宜降浊息风，林佩琴采用降浊息风之品，诸症皆去。

14. 肾脉小甚为洞泄

- **医案**　下痢转泻，肾病传脾，脾因虚而受邪，温化为宜。理中汤合四苓散，加陈皮、防风、伏龙肝。

——《柳选四家医案》

析要　《灵枢·邪气脏腑病形》云："肾脉急甚为骨癫疾……小甚为洞泄。"肾阳衰微则脾失温养，肾为胃之关，关门失守，故泄泻。又脾胃气定是泄泻的最重要原因。《素问·脉要精微论》云："胃脉实则胀，虚则泄。"《素问·脏气法时论》云："脾病者……虚则腹满肠鸣，飧泄食不化。"治当温补脾肾阳气。温中补虚，方选理中汤加减。

15. 少阴终者面黑齿长而垢

- **医案**　吕惟斗翁令眷，住居仪真，癸亥正月初旬，余自真州发郡，路遇令婿黄苍润兄价，执帖相招。至诊其脉，细数近疾，重取全无，舌卷焦黑，齿垢枯黄，卧床去被，露胸取凉。问其病源，初二日开窗梳头受寒，前医用麻黄汤发汗，汗出后即烦躁，因而又用石骨白虎汤，遂致如此。口索冷水，复不能咽，而房内又设火三炉。余曰病人如此怕热，何须置火？家人答以主母平素畏寒，日常所设。余曰：若此乃阴极似阳，亡阳脱证。辞不治。其时朱姓生翁在座，力嘱用药，勉以四逆加猪胆汁汤主之。生附子三钱，干姜二钱，人参三钱，甘草一钱，人尿、猪胆汁各五匙，煎成灌下一半，而人即昏沉不能咽。约一时许回苏，已离魂至江口，醒云扬州医生药好，复索余药后熟寐，次日回阳，齿舌润，如常畏寒矣。继用理中生脉汤十数剂而愈。

——《素重医案》

析要　《灵枢·终始》云："少阴终者，面黑齿长而垢。"《灵枢·经脉》云："足少阴气绝则骨枯……故齿长而垢。"齿为骨余，肾主骨。本案患者齿垢枯黄，结合舌脉及既往病史，以及欲饮冷而不欲咽等症状，此属真寒假热、真阳欲脱之重症，以通脉四逆加猪胆汁汤回阳救阴，服药后齿舌润，即可知真阴真阳被救，拨乱反正，后续以理中生脉汤，温阳益阴。

16. 脾足太阴之脉是动则病舌本强

● **医案1**　薛己治一妇人，善怒，舌本强，手臂麻，薛曰：舌本属土，被木克制故耳。用六君子加柴胡、芍药治之。

——《古今医案按》

析要　《灵枢·经脉》云："脾足太阴之脉…是动则病舌本强。"脾开窍于口，足太阴脾经连舌本散舌下，故舌强当考虑脾之为病。本案中妇人性情善怒，怒为肝木所主，薛己认为妇人舌强为肝木克脾土所致，方用六君子加柴、芍，六君子以补脾益气，柴胡、芍药以疏肝柔肝，肝脾同治，病愈。

● **医案2**　东垣治一妇人，年三十，齿痛甚，口吸凉风则暂止，闭口则复作。乃湿热也。足阳明（胃）贯于上齿，手阳明（大肠）贯于下齿，况阳明多血聚，加以膏粱之味助其湿热，故为此病。用黄连、梧桐泪（苦寒）、薄荷、荆芥穗（辛凉）治湿热为主，升麻苦辛，引入阳明为使，牙者骨之余，以羊胫骨灰补之为佐，麝香少许，入内为引用，为细末，擦之（牙痛方妙），痛减半。又以调胃承气去硝，加黄连，以治其本，二三行而止，其病良愈，不复作。

——《名医类案》

析要　《灵枢·经脉》云："大肠手阳明之脉……其支者，从缺盆上颈贯颊，入下齿中……是动则病齿痛颈肿。""胃足阳明之脉…入上齿中。"手阳明大肠经与足阳明胃经分别入下上齿，手阳明大肠经本经病变易发生齿痛，李杲判断妇人牙痛为阳明经热所致胃热牙痛，用龋鬼散涂抹牙齿，内服调胃承气去硝石加黄连，内外兼用，成效立现。

● **医案3** 一人因服补胃热药，致上下牙疼痛不可忍，牵引头脑，满面发热，大痛。足阳明之别络入脑，喜寒恶热，乃是手阳明经中热盛而作也，其齿喜冷恶热。以清胃散治之而愈。

——《名医类案》

析要 《灵枢·经脉》云："大肠手阳明之脉……是动则病齿痛颈肿。"足阳明胃经与手阳明大肠经分别入上下齿，两经均在头面部有循行，故牙痛可牵引头脑。本案患者服用补益之热药，满面发热，是胃热上炎所致实火牙痛，医者以清胃散清胃凉血、胃火清泻则牙痛自消。

17. 冲脉者，为十二经之海

● **医案1** 丁桂兰内人，年近五十，得崩漏之病，始则白带淫溢，继则经行不止，甚则红白黄黑各色注下，绵绵不绝。迁延五载，肌肤干瘦，面浮跗肿，胸胁作胀，谷食艰进，所下已有腥秽，自分必死，所喜脉无弦大，可进补剂。然阅前方十全、归脾之药，毫无一效。窃思妇人久崩，调补气血不应，必是冲脉损伤。所服参、芪、归、术，计非不善，但甘温守补，岂能趋入奇经？仿《内经》血枯血脱方法，特制乌鲗丸，义取咸味就下，通以济涩，更以秽浊气味为之引导，参入填下之品，立成一方，似于奇经八脉，毫无遗义。且令其买闽产墨鱼，间日煮服，亦是同气相求之意。如此调理两月，按日不辍，五载痼疾，一方告痊。后黄鼎翁之内悉同此症，但多有少腹下坠，未劳思索，径取前方，加黄芪而痊。

附方：熟地 枸杞 苁蓉 鹿角霜 故纸 茜草 牡蛎 锁阳 海螵蛸 桑螵蛸 鲍鱼汤煎。

乌鲗骨四两（即乌贼骨） 芦茹一两（本草作芦茹，即茜草）。丸以雀卵，大如小豆，以五丸为饭后，饮以鲍鱼汁，利肠中及伤肝也。

——《得心集医案》

析要 《灵枢·海论》云："冲脉者为十二经之海。"《灵枢·五音五味》云："冲脉、任脉，皆起于胞中。"人身自头至足腹前背后，皆禀命门之气，命门之气与人身气血之盛衰关系密切。命门不及，冲脉不蓄，则诸脉皆废不用，有职无权，由是任脉不为之承任，带脉不为之带束，督脉不为之统督，阴阳蹻维不为之拥护，故身中之精华，散漫无统，无所禀承，不及变化，所以诸般颜色之物，注于冲脉而下，譬之漏卮不竭不已也。《内经》四乌鲗骨一芦茹丸，治气结肝伤，脱血血枯，妇人血枯经闭，丈夫阴痿精伤。

● **医案 2**　于某，女，40 岁。1993 年 11 月 29 日初诊。患者素来月经量多，近月余淋漓不断，某医院诊为功能性子宫出血。经色鲜红，质稀，头晕乏力，腰酸腿沉，口渴，口苦，便干。舌体胖大，舌边有齿痕，苔白，脉沉，按之无力。此证属于气血两虚兼有虚热。古人云：冲为血海，任主胞胎。今冲任不固，阴血不能内守，而成漏经。治当养血止血，益气养阴调经，方用《金匮》之胶艾汤加味。

阿胶珠 12 克　炒艾叶炭 10 克　川芎 10 克　当归 15 克　白芍 15 克　生地 20 克　麦冬 20 克　太子参 18 克　炙甘草 10 克。

服七剂而血量大减，仍口苦，腰酸，大便两日一行。于上方中加火麻仁 12 克，又服七剂，诸症皆安。

——《刘渡舟临证验案精选》

析要　冲称血海，任主胞胎。冲任调和，则血海，胞脉充盛，月事以时下。若血虚冲任失养，气虚冲任不固，则可使经血频至，甚则淋漓不止。综合本案脉症，月经不止，质地稀，头晕，乏力，舌胖，脉沉无力等，究为气血两虚，冲任不固。故治以益气血，调冲任，止崩漏，处以胶艾汤。本方善治妇人有漏下属血虚冲任不固者。方用阿胶、艾叶以养血固冲；以生地、川芎、当归、白芍滋阴养血调经；炙甘草调和诸药，甘温益气；太子参益气扶虚。本案患者经血质地清稀，而色鲜红，又见口渴，此为血出日久、伤及阴津之象，故加麦冬以养阴生津。古人云：崩漏血多物胶艾，此言治疗之常规也。加滋阴之品或益气摄血之药，则是其加减变化灵通之处也。凡妇人下血属于虚证者，本方辄可用之。

18. 五脏六腑之精气上注于目而为之精

● **医案 1**　东垣治一人，因多食猪肉煎饼，同蒜醋食之，后复饮酒大醉，卧于暖炕，翌日，二瞳子散，大于黄睛，视物无的实，以小为大，以短为长，卒然见非常之处，行步踏空，百治不效。

处方：滋阴地黄丸。以黄连、黄芩大苦寒，除邪气之盛为君，当归身辛温，生熟地黄苦甘寒，养血凉血为臣；五味酸寒，体轻浮，上收瞳子之散大，人参、甘草、地骨皮、天门冬、枳壳苦甘寒，泻热补气为佐；柴胡引用为使。忌食辛辣物助火邪，及食寒冷物损胃气，药不能上行也。

——《名医类案》

析要 《灵枢·大惑论》云："五脏六腑之精气,皆上注于目而为之精。""精之窠为眼,骨之精为瞳子……裹撷筋骨血气之精,而与脉并为系。"又瞳子黑眼法于阴。本例患者瞳子放大由食辛热太过,壮火食气,血虚阴弱所致,制滋阴地黄丸以滋养肝肾,补血明目,佐以苦寒泻火。今瞳子散大者,由于吃辛热物太过,辛主散,热则助火,上乘于脑中,导致精气发散,精气少,则瞳孔散大,视物不清。《素问·阴阳应象大论》:"壮火食气,气食少火。壮火散气,少火生气。"由于火热耗气伤津,风热通过手少阴(心)、足厥阴(肝)上攻于目系,导致头目肿闷而瞳子散大,当除风热,凉血益血,以收耗散之气,则病愈矣。

● **医案2** 郑某,体型丰满,素喜进补。日前将上好人参二两纳入鸭煮食,五日后觉目光模糊,十日后两目青盲,不能视物,遍治罔效,求诊于余。

处方:食疗法,嘱日服梨汁一碗,使大便日利二至三次。十余日后,两目已能见物,服至一月,两目复原,能察秋毫矣。

——《费伯雄医案医话》

析要 本案患者因食参过量,补益太过导致气机阻遏,清气不能上蒸,精气不能上注,因此出现目盲的症状。经云:"益者损之。"故损其有余,用食疗法利其大便,调畅气机,则目盲症状消失。

二、气　　血

1. 清气在下,则生飧泄;浊气在上,则生䐜胀

● **医案1** 右 上则嗳噫,下则便泄。厥气不和,克制脾土,协和肝脾,即所以固其胎息也。

砂仁　制香附　淡萸萸　苏梗　茯苓　杭芍　防风(炒)　香橼皮　木香广皮。

——《张聿青医案》

析要 《素问·阴阳应象大论》云:"清气在下,则生飧泄;浊气在上,则生䐜胀。"本案中上则嗳噫,下则便泄,正是清阳不升、浊阴不降。故以调整气机升降为宜,用砂仁、木香、陈皮等理气之品为主。

● **医案2** 臧七房二老夫人,年六十八,患痢,痢后过食熟菱与腐汤,以致大便滑泄不固,饮汤水,径直下不停,胸膈痞闷,语言无力,舌干口燥生疮,咽津液则喉疼。元气大虚而热,皆虚火所致。且长素二十余年,又当痢

后，益知非有余之症也。脉又尺寸俱弱，两关滑大。

四君子汤，加葛根　白芍药　黄连　桔梗　陈皮　麦芽　乌梅　白扁豆　神曲。

——《孙文垣医案》

析要　根据《素问·阴阳应象大论》所云，法当提清降浊，补助元气。用四君子汤，方加葛根、白芍药、黄连清虚热、止燥渴，为君；桔梗辅佐葛根升提清气，为臣；陈皮、麦芽降其浊气，以消胸膈痞闷，为佐；加乌梅，为使。上使生津，下使止浊，连服 2 剂，尺寸之脉稍起，饮食不消。仍以前方加白扁豆、神曲，打糊为丸，调理而安。

● **医案 3**　吴九宜先生，每早晨腹痛泄泻者半年，粪色青，腹膨，人皆认为脾肾泄也。为灸关元三十壮，服补脾肾之药皆不效。自亦知医，谓其尺寸俱无脉，惟两关沉滑，大以为忧，以人言泄久而六脉将绝也。予为诊之曰：君无忧，此中焦食积痰泄也，积胶于中，故尺寸脉隐伏不见。法当下去其积，诸公用补，谬矣！渠谓：敢下耶？予曰：何伤。《素问·六元正纪大论》云："有故无殒，亦无殒也。"若不乘时，久则元气愈弱，再下难矣。以丹溪保和丸二钱，加备急丸三粒，五更服之，已刻下稠积半桶，胀痛随愈。次日六脉齐见。再以东垣木香化滞汤，调理而安。渠称谢言曰：人皆谓六脉将绝为虚极，公独见之真而下之，由公究理深邃，故见之行事，着之谈论，皆自理学中来，他人何敢望其后尘。

——《孙文垣医案》

析要　本案患者每日清晨腹痛泄泻，但是补脾肾之药皆不奏效。诊其脉，尺寸无脉，但是两关脉沉滑，乃中焦食积化痰、上下无法交通、清气不得升而形成的泄泻。方用保和丸消食化积，待积食下尽，上下气脉交通则愈。

● **医案 4**　时寒时热，哕吐频作，头目不清，身倦神疲。脉象细滑，拟方徐图之。

半夏　煨姜　赭石　伏龙肝　荷蒂　茯苓　乌梅　橘皮络　红枣肉。

——《江泽之医案》

析要　胃乃卫之本，脾乃营之源，哕吐频作、头目不清为肝阳扰胃，身倦神疲、脉象细滑属湿痰困脾，遂乃营卫不和。治以化痰健脾，调和营卫。

2. 头痛耳鸣，九窍不利

● **医案**　九德偁，耳鸣，气筑筑然，闭而不通，鼻塞不利，口不知味，痰多而膈热不清，脉左浮而弦大，右滑大，俱数。《内经》云：头痛耳鸣，九窍不利，肠胃之所生也。此由胃中痰火上壅，热极生风，乃以蔓荆子、升麻、木通、赤茯苓、桑白皮、麦门冬、生地黄、前胡、甘菊花、赤芍药、甘草、石膏，生姜三片，枣子一枚，水煎饮之四帖。左弦虽减半，而症尚如前。再用甘菊花、橘红、半夏曲、茯苓、甘草、知母、白芍药、酒芩、麻黄、石膏、桑白皮、桔梗加姜枣，又四帖而诸症悉平。后以六君子加酒连、柴胡、川芎、白芍、麦门冬、升麻两帖，饮食亦甘味矣。

—— 《孙文垣医案》

析要　《素问·通评虚实论》云："头痛耳鸣，九窍不利，肠胃之所生也。"本案病机为胃中痰火上升，郁于耳中而为鸣，郁甚则壅闭矣。痰热化火，火势夹痰上行壅滞清道耳窍，从而发生耳鸣。治宜化痰清火，和胃降浊。

3. 气复反则生，不反则死

● **医案**　汪石山治一人，卒厥暴死，不知人。先因微寒，数发热，面色萎黄。六脉沉弦而细，知为中气久郁所致。与人参七气汤一服，药未热而暴绝。汪令一人紧抱，以口接其气，徐以热姜汤灌之，禁止喧闹移动，否则气绝不返矣。有顷果苏，温养半月而安。不特此症为然，凡中风中气，中寒暴厥，俱不得妄动以断其气。《内经》明言气复反则生。若不谙而扰乱之，使其气不得复，以致夭枉者多矣。

—— 《续名医类案》

析要　《素问·调经论》云："气复反则生，不反则死。"凡中风、中气、中寒、暴厥，俱不得妄动，以断其气。故急以热姜汤灌服人参七气汤，服药后患者宜静卧，禁止喧闹和移动，待患者气复反苏醒，再行后续温养则痊愈。

4. 血气者，喜温而恶寒

● **医案**　黄杏帘先生之媳，体气屡弱，素禀肝火，且针黹书画，日夕劳神。今秋产后，即下榻如常，因目中觉燥，自取旧方药，只熟地、白芍二味，立时恶露顿止，目瞪反张，逾时方醒，醒而复发。昏夜邀视，合室惊惶，坐视片刻，连发二次，醒时忽言见鬼，一身战栗。余诊两脉，幸无洪大，知为神魂不藏。隔壁喊叫，闻之则发，探病客至，见之亦发，立时怒目上视，十指紧撮，牙关随闭，面若涂朱，汗出如雨。片时之久，稍呕微涎，人事复清，余坐二时之久，已发三次。家人咸称邪祟，又议恶露上攻。重用参、归、姜、桂，龙齿、五味、茯神、钩藤、龙眼，叠进不辍，其势渐缓，恶露随下而痊。

—— 《得心集医案》

析要　《素问·调经论》云："血气者，喜温而恶寒，寒则泣不能流，温则消而去之。"尔今闻声则惊，见生人则惕，显属正气大伤，因生惧怯。且恶露虽止，腹无着痛，这是由于芍，地酸寒凝滞之故，惟有收敛温通一法可直捣病机。故处以参、归、姜、桂，龙齿、五味、茯神、钩藤、龙眼，诸药共奏收敛温通之效以恢复所伤之正气。

5. 营气衰少而卫气内伐，故昼不精夜不瞑

● **医案 1**　徐姓患者，年 60 岁，男，1987 年 1 月 3 日初诊。失眠经久不愈，服用十几年安眠药，近月来每晚服安定 8 片，仅能勉强入睡 4 小时，醒后辄头痛头晕，耳中鸣响，心烦急躁，体倦神疲，面色少华，舌质暗红苔中微腻，脉弦细小的数。久病入络，虚瘀夹火。当从化瘀养血、清热安神。

处方：丹参 15 克　炒枣仁 10 克　当归 10 克　生龙牡各（先煎）15 克　黄连 3 克　栀子 10 克　柏子仁 10 克　夜交藤 15 克　合欢皮 15 克　菖蒲 6 克　远志 6 克　6 剂。

[二诊]　药后即可入睡，停用安眠药，诸症随减。患者系从吉林省来诊，嘱其带方返里，继续服用。

[三诊]（1988 年 9 月 26 日）　患者又来京诊治。述其去年返里，继服 30 余剂，睡眠正常。然 2 个月前，因事生气，失眠复发，入夜难受欲死，每晚需服安定 8 片，始能睡 4 个小时，继则毫无效果。余症蜂起，头痛头晕，心烦急躁，大便干燥，乏力神疲，面色白，舌暗红，苔少，脉细数。阴血不足，瘀阻心络，热邪内扰。再从化瘀养血、清热安神。

处方：丹参 10 克　炒枣仁 10 克　生白芍 10 克　生地 10 克　元参 10 克　鳖甲 10 克　生龙牡各（先煎）15 克　水牛角粉（冲）10 克　钩藤 10 克　夜交藤 15 克　白蒺藜 10 克　6 剂。

[四诊]　药后即能入睡，未服安眠药，余症随减，入夜手足心热，舌暗红，苔薄黄少津，脉沉细。于原义略作出入，嘱其带药返里继服 20 余剂，宽心静养，避免情绪刺激。

——《董建华老年病医案》

析要　《灵枢·营卫生会》云："老者之气血衰，其肌肉枯，气道涩，五脏之气相搏，其营气衰少而卫气内伐，故昼不精，夜不瞑。"说明老年人之不寐，每多因于气血虚衰，气道涩滞，营失其常。本案患者"火""瘀""痰""虚"四者相互影响，扰动心神，以致失眠。对此，方中设丹参、炒枣仁、当归、柏子仁、夜交藤、合欢皮养心安神，其中丹参、当归、合欢皮又能活血，

夜交藤又能通络；黄连清心火，栀子清三焦之火，生龙牡平肝潜阳、重镇安神；菖蒲、远志化痰开窍，两者又都具有宁心作用。药中病机，故能速效。三诊中由于暴怒伤肝复发，故针对病根采取平肝潜阳、滋阴降火之法。

- **医案2** 嵺城王五松子舍，大肉削去，虚气攻冲，症情恍惚，手足麻木，不能自主，夜寐不宁。咸谓心脾之气涣散，所以脉络胀张，如不束之状，所谓解㑊者也。盖阳明为气血俱多之乡，主束骨而利机关者也。阳明戊土一虚，必盗母气自养，而心亦虚，方以归脾汤，服数帖而始止。

——《旧德堂医案》

析要 《灵枢·本神》云："心怵惕思虑则伤神，神伤则恐惧自失，破䐃脱肉。"本案为心脾俱伤，治宜补心脾之气，以充元神之用，可指日而奏功。故处方以归脾汤，以期复心脾气血两虚之窘境，药中病机，故能服用数剂而效果显著。

6. 中气不足，溲便为之变

- **医案1** 朱左，中气不足，溲便为之变。小溲频数，入夜更甚，延今一载余，症属缠绵。姑拟补中益气，滋肾通关。

炒潞党参一钱五分　清炙草五分　云茯苓三钱　陈广皮一钱　川升麻三分清炙黄芪二钱　苦桔梗一钱　全当归二钱　生白术一钱五分　生蒲黄（包）三钱　小蓟根二钱　滋肾通关丸（包）三钱。

——《丁甘仁医案》

析要 《灵枢·口问》云："中气不足，溲便为之变。"脾胃运化失职，水湿停滞，清阳不升，统摄无权，则会出现小便不利的症状。本案患者小便频数，入夜更甚，年余缠绵不愈。治宜补中益气、滋肾通关，故丁甘仁治用补中益气汤和滋肾通关丸，以达到补中益气、滋肾通关的目的。

- **医案2** 傅左，小溲清长，已经匝月，脉象尺部软弱，寸关虚小，气分不足，肾阳亦亏，中无砥柱之权，下失封藏之固。补益中气，而滋肾水。

潞党参三钱　白归身二钱　熟女贞三钱　炙黄芪三钱　大白芍二钱　广橘白一钱　甜冬术二钱　淮山药三钱　炙升麻四分　炙甘草五分　潼蒺藜三钱红枣二钱　七味都气丸（包煎）三钱。

——《丁甘仁医案》

析要 《灵枢·口问》云："中气不足，溲便为之变。"脾胃为清浊升降的枢纽，脾的运化正常，清升浊降，则二便自调；脾虚运化失职，水湿停滞，则小便不利或癃闭。水湿偏渗，则大便常泄。气虚腑气传导无力，则排便困难引起便秘。清阳不升，统摄无权，则小便频数，甚至二便失禁。本案患者小溲清长数月，脉象尺部软弱，寸关虚小，气分不足，肾阳亦亏，中气不足，下焦封藏失司，故补中益气、滋阴补肾，以补中益气汤加减。

7. 气脱者，目不明

● **医案** 丹溪治一老人，病目暴不见物。他无所苦，起坐饮食如故，此大虚证也。急煎人参膏二斤，服二日，目方见。一医与青礞石药，朱曰，今夜死矣，不悟此病得之气大虚，不救其虚，而反用礞石，不出此夜必死，果致夜半死。

一男子四十余岁，形实，平生好饮热酒，忽目盲脉涩。

处方：遂以苏木作汤，调人参膏饮之。服二日，鼻内两手掌皆紫黑。曰此病退矣，滞血行矣。以四物加苏木、红花、桃仁、陈皮煎，调人参末，服数日而愈。

一男子五十五岁，九月间早起，忽开眼无光，视物不见，急就睡片时，却能见人物，竟不能辨其何人何物，饮食减平时之半，神思极倦，脉缓大，四至之上，重按则散而无力。朱作受湿治，询之果因卧湿地半个月得此证。

处方：遂以白术为君，黄芪、党参、陈皮为臣，附子为佐，十余帖而安。

——《证治准绳》

析要 《灵枢·决气》云："气脱者，目不明。"又云："上焦开发，宣五谷味，熏肤，充身泽毛，若雾露之溉，是谓气。"此为气脱导致目盲，因酒热伤及胃气，污浊之血阻滞气机，五脏之精华内竭，不能上聚于目所致。故用此三方。治目暴盲，气脱者用参、术、芪补气固脱。

8. 气上逆则六输不通

● **医案** 马左 少腹偏左聚形，食入胀满，色夺形衰，脉迟苔白。此情志抑郁，木不条达，致气湿瘀滞，酒积不行，名曰积聚。恐元气耗损而入损门。

上官桂 制香附 金铃子 楂炭 延胡索 砂仁末 广陈皮 连皮苓 泽泻 猪苓。

——《张聿青医案》

析要 《灵枢·百病始生》云："卒然外中于寒，若内伤于忧怒，则气上逆，气上逆则六输不通，温气不行，凝血蕴里而不散，津液涩渗，著而不去，而积皆成矣。"情志太过伤肝，则木不条达，致气血逆乱，津液输布失常，水湿之邪互相搏结而形成积聚。拟方理气化湿以除积。

9. 气为上隔者，食饮入而还出

● **医案** 易思兰治一人，胸膈胃脘饱闷，腹仍饥而不能食，腰腿酸疼，坐立战摇，日夜卧榻，大便燥结，每日虽进清粥一二钟，食下即呕吐酸水，醋心，众作膈治，不效。易诊左右寸关俱沉大有力，两尺浮中沉三候俱紧，按之无力，乃曰：此气膈病也。两寸居上，其脉当浮，今却沉大。左寸沉者，神之郁也。右寸沉者，气之郁也。大者火也，气有余即是火，火郁在上故胸膈饱闷，凡汤水入咽，逆而不下，停于胃口，为火熏蒸，而成酸水矣。两尺俱紧者，此又寒邪从虚而入，主腰腿酸疼，坐立战摇而不能起矣。法当开导其上，滋补其下，乃以越鞠丸加苏梗、桔梗、木香、沙参、贝母作汤服，以畅卫舒中，火郁发之之义也。另用八味丸以补下焦，又塞因塞用之法也。服数日，上则嗳气，下转矢气，可以纳谷而自立矣。

越鞠丸、八味丸加苏梗、桔梗、木香、沙参、贝母。

——《古今医案按》

析要 《内经》中按噎膈部位将其分为上膈、中膈、下膈。胸膈胃脘当属上膈，《灵枢·上膈》云："气为上膈者，食饮入而还出。"上膈证为气郁胸膈，气不行而津不化，故胸膈胃脘饱闷、痰气交阻，其治疗以开郁理气化痰为主，方选越鞠丸、八味丸之类。又脉浮而沉大，左寸沉者，神之郁也；右寸沉者，气之郁也，大者火也，气有余即是火，火郁在上故胸膈饱闷。凡汤水入咽，逆而不下，停于胃口，为火熏蒸，而成酸水矣。两尺俱紧，此又寒邪从虚而入，主腰腿酸疼，坐立战摇而不能起，当开导其上，滋补其下，乃以越鞠丸加苏梗、桔梗、木香、沙参、贝母作汤服，以畅卫舒中，火郁发之之义也。另用八味丸以补下焦，服数日，上则嗳气，下转失气。

第三章

脏 腑 阴 阳

一、脏　　腑

1. 膀胱者，州都之官，津液藏焉

● **医案1**　水胀案。金某，女，52岁。1992年1月15日初诊。主诉下肢浮肿，按之凹陷不起，时轻时重，小便不利，色如浓的茶，排尿时见足跟麻木，口渴，胸闷，气上冲咽，腰酸，困倦无力，时发头晕。舌体胖大，苔白，脉弦无力。

处方：茯苓30克，猪苓20克，白术10克，泽泻20克，桂枝12克，党参12克。

服三剂，小便畅利，下肢之浮肿随之消退，口渴与上冲之症皆愈。转方党参加至15克，又服五剂，肿消泄利，诸症若失。

——《刘渡舟临证验案精选》

析要　《素问·灵兰秘典论》云："膀胱者，州都之官，津液藏焉，气化则能出矣。"本案患者为气虚受湿，气化不及，水蓄州都，则上承不及而口渴，下不能通而小便不利，水湿内停，则下肢浮肿。治应补气通阳，化湿利水，拟春泽汤。方用五苓散洁净府以通足太阳之气，渗利水湿使邪从小便而出；加党参者，补益脾肺之气，复振气化之机，佐桂枝之温通，则水能化气，输布津液于周身。

● **医案2**　汪石山治一儿六岁，阴囊胀大如盏，茎皮光肿如泡。一医为渗湿行气，不效。汪诊视，脉皆濡缓，曰：脉缓无力者，气虚也。《经》云，膀胱者，津液之腑，气化则能出焉。气虚不足，无能运化而使之出，急宜升阳补气可也。遂以补中益气汤，去当归、柴胡，加茯苓、牛膝。二帖，囊皱肿消，三帖痊愈。

——《古今医案按》

析要　根据《素问·灵兰秘典论》所云，津液藏于膀胱，要依赖膀胱本身的气化，依靠其他脏腑的气化功能，如肾阳之气化能使清者上升而浊者下降。本案患者出现阴囊胀大如盏、茎皮光肿如泡等症状，为气虚不足，无力运化所致宜升阳补气，故魏筱泉运用补中益气治法组方用药，囊皱肿消，诸症皆愈。

2. 主不明则十二官危

● **医案** 张文学子心，二尹可泉公长君也。自知医，弱冠病，吴下名医皆诊之，佥曰瘵，治久不效。子心亦自分必死，督家人具秘器，已沐浴，衣襚衣而卧正寝，断粒、绝药者二日。可泉闻予治其高第张星岳之婶奇，因访予曰：病心痹而尸寝浃旬者能起之，谁不啧啧称公高手，吾子病且革，幸怜而诊之。予至，诊其脉，左寸短弱，右关略弦，余皆洪大。其症咳嗽，下午热从两足心起，渐至头面，夜半乃退，面色青，形羸气促，多梦遗，交睫卧床褥奄奄一息耳。时则七月初旬也。诊毕，语可泉公曰：郎君病可治，不宜豫凶器也。可泉公曰：诸医佥谓火起九泉者，十不救一，大肉尽削者死，咳嗽加汗者死，脉不为汗衰者死，又当此铄石流金之候，又恐肺金将绝。豚子亦自谓无生理，先生何言可治也？予曰：汗多者，孤阳几于飞越也。可泉公曰：飞越亦死候也。予曰：几者，将成未成之辞也。症虽危，其色、其声音、其脉，尚有生意。终不可以一凶而废三善。两颧不赤，心火未焚也；声音不哑，肺金未痿也；耳轮不焦，肾水未涸也。相书云：面青者，忧疑不决；左寸短者，心神不宁；关略弦者，谋为不遂。夫心者，万世万化之主，《内经》曰：主明则下安，主不明则十二官危。又肝主谋为，胆主决断。谋为不决，故色青。症与色与脉皆非瘵也。盖郎君志愿高而不遂其欲，殆心病，非肾病也。经曰：色脉相得者生。予故谓郎君之病可起也。病者闻言，明目语其父曰：吾今由瘥者初瘳矣！从来未有此论沁吾心脾也。吾病由星士许决科于癸酉，是年予落第，而同窗者中，故怏怏至此。先生得吾心于色脉，神矣！此言可当药石，谨拜命。予为定方，煎方名调肝益神汤。以人参、酸枣仁、龙骨为君，丹参、石斛、贝母、麦冬、五味子为臣，栀子、香附为佐，服二十帖而病起。丸方则大龟板、熟地黄、枸杞子、人参、麦冬、五味、茯苓，蜜丸，服三月而精神健，肌肉完。次年生女。可泉公，苕中名士，奇予治，而延誉闻于大宗伯董浔阳公，宗伯交欢予者，由可泉公始也。

——《孙文垣医案》

析要 《素问·灵兰秘典论》云："主明则下安……主不明则十二官危。"本案患者与同窗参加考试，第二年落榜，而同窗考中，故心中一直闷闷不乐，是由伤及心神，故左寸脉短小。患者面色青，又关脉弦，乃事与愿违、情志不遂所致的肝气阻滞。长期不愈，则身体逐渐虚损，法当补益心脾、养阴柔肝。方中人参补益心脾之气，酸枣仁宁心安神，龙骨镇静安神，三药合为君药。石斛、贝母、麦冬、五味子、丹参养阴安神，为臣药。栀子清其郁热，香附通其气滞，是为佐药。

3. 肝者罢极之本

● **医案1**　绍兴癸丑，予待次四明，有董生者，患神气不宁，卧则梦飞扬，虽身在床而神魂离体，惊悸多魇，通宵无寐。更数医不效。予为诊视之，询曰：医作何病治？董曰：众皆以为心病。予曰：以脉言之，肝经受邪，非心也。肝经因虚，邪气袭之，肝藏魂者也，游魂为变，平人肝不受邪；卧则魂归于肝，神静而得寐。今肝有邪，魂不得归，是以卧则魂扬若离体也。肝主怒，故小怒则剧。董生欣然曰：前此未之闻也，虽未服药，似觉沉去体矣。愿求药治之。予处此二方（注：珍珠丸与独活汤）以赠，服一月而病悉除。

——《卫生宝鉴》

析要　《素问·六节藏象论》云："肝者，罢极之本，魂之居也。"随神往来谓之魂，许氏认为卧则魂归于肝，神静而得寐。本案患者通夕无寐，是因为肝有邪气致魂无所归。肝主怒，故小怒则病情加重，出现惊悸多梦等症状。故许氏本源于《内经》"肝主魂"理论，将此例神气不宁的病证定位于肝而不是心，在治疗时，许氏指出珍珠母入肝经为第一要药，珍珠母重镇安神、平肝潜阳，故为君药；再以龙齿安魂、虎睛定魄。

● **医案2**　安昌王　晕眩并作，心悸少寐，脉劲，舌色透明，力怯跗肿。宜柔肝肾以安神。

生首乌三钱　炒枣仁三钱　炒杜仲三钱　生牡蛎四钱　杞子三钱　茯神（辰砂拌）四钱　炒狗脊三钱　泽泻三钱　甘菊二钱　远志肉（炒）八分　生薏仁四钱　清煎四帖。

［**又**］　晕眩已减，夜寐稍安，睡中汗出，脉虚，力怯，仍遵前法加减为妥。

生首乌三钱　炒枣仁三钱　煨天麻八分　怀山药三钱　杞子三钱　茯神四钱　白蒺藜三钱　杜仲三钱　甘菊钱半　生牡蛎四钱　桑椹子三钱　清煎八帖。

——《重订邵兰荪医案》

析要　《素问·病能论》云："人有卧而有所不安者何也？岐伯曰：脏有所伤及。"《灵枢·本神》云："肝藏血，血舍魂。"本案患者肝阴已亏而不藏魂则晕眩少寐，心神不安则心悸力怯，更兼湿热滞于下焦而致跗肿，故于补养肝肾之中，而佐牡蛎、泽泻以祛湿。次诊又形寝汗，仍是阴液未固而外泄之候，但此时跗肿已除，故只以柔肝补肾而安神为治。

● **医案3**　张子和治一富家妇人，伤思过虑，二年不寐，无药可疗。其夫求张治之。张曰：两手脉俱缓，此脾受之，脾主思故也。乃与其夫约，以怒激之，多取其财，饮酒数日，不处一法而去。其妇大怒汗出，是夜困眠。如此者八九日不瘳，自是食进脉平。

——《续名医类案》

析要　本案中妇人由于思虑过度，脾气郁、血不养心，则气血失调，阴阳不和，故而不眠，治之无功。《素问·阴阳应象大论》云："思伤脾，怒胜思。"肝为将军之官而主怒，依据五行学说之肝木克脾土，故以怒治疗思伤脾导致的病证，将其激怒，使汗随怒出，汗出则营卫和，营卫和则瘕痹自平，是运用了五行相克、情志相胜的理论。

4. 脾之合肉也，其荣唇也

● **医案**　周某，男33岁，已婚，干部。1962年6月5日初诊。多年来常生口腔溃疡，时发时愈，现口黏膜、舌及牙龈等处仍有溃疡，历时较久未愈，3个多月来每晨1次溏便，量多而臭，无黏液及里急后重感，食欲不佳，不知味，口渴喜热饮，睡眠及小便正常，形体清瘦，口唇红，脉两寸弱，关弦大，尺沉细，舌质红，微有黄腻苔。诊断属中虚脾热，治宜益气清脾，方宗封髓丹加减。

炙甘草二钱　黄柏（盐水炒）一钱五分　砂仁（打）一钱　炒白术一钱五分　党参一钱五分　大枣四枚　服四剂。

[二诊]（6月11日）　服药后口腔溃疡及大便溏臭均减，食欲好转而知饥，脉寸弱，关稍缓，尺沉细，舌如前。前方加生扁豆三钱、荷叶二钱，服五剂。

[三诊]（6月18日）　口腔溃疡已消失，消化好转，但大便尚未成形，关节酸，口微干喜饮，脉寸小、尺大、关弦虚，舌质正常无苔。据脉舌属脾肾阳不足之证，宜脾肾分治，用补中益气丸每日早服二钱，金匮肾气丸每日晚服二钱，以后大便逐渐成型，口腔未再发过溃疡。

——《蒲辅周医案》

析要　《素问·五脏生成》云："脾之合肉也，其荣唇也。"脾开窍于口，其华在唇，脾的运化功能正常，气血充足则口唇红润。本案患者脉虚便溏，食欲不佳，口渴喜热，故诊断为中虚脾热，用封髓丹加味治疗。黄柏为治疗口疮要药，泻相火又清湿热；砂仁养胃醒脾，除口齿浮热。蒲氏在临床数十年的实践中证明，封髓丹乃补土伏火之方，土虚则浮热上炎，常用于多年反复发生的口疮，脉虚者屡效。

5. 腰者肾之府，转摇不能，肾将惫矣

● **医案** 右 腰府作痛，脉形沉细，肝肾虚而湿寒乘袭也。

川萆薢 黄柏 当归须 赤猪苓 泽泻 川桂枝 独活 延胡索 生薏仁。

——《张聿青医案》

析要 《素问·脉要精微论》云："腰者肾之府，转摇不能，肾将惫矣。"当肾府内亏、骨骼不充、肾阳不能温煦腰膝时，则见腰酸膝软的症状。本案患者腰腹疼痛，脉沉细，诊断为肝肾虚、寒湿乘虚侵袭。治宜补肝肾，驱寒除湿，故张聿青采用补益肝肾、健脾除湿之品。

6. 脾病者腹满肠鸣

● **医案** 姜左 虚寒虚热，寒多热少，口唾白沫，纳减便溏，苔薄腻，脉濡细。脾弱胃虚，卫阳不入于阴也，虚劳堪虑。拟黄芪建中合二加龙骨汤加减。

清炙黄芪一钱五分 炒白芍一钱五分 清炙草六分 熟附片一钱 牡蛎三钱 花龙骨三钱 炒米於术三钱 云茯苓三钱 炒淮药三钱 砂仁（研）八分 陈皮一钱 焦谷芽四钱 煨姜二片 红枣四枚。

——《丁甘仁医案》

析要 《素问·脏气法时论》云："脾病者……虚则腹满肠鸣，飧泄食不化。"脾病会出现腹部痞满或胀满、肠鸣、食物完谷不化的症状。本案患者虚寒虚热，口唾白沫，食少便溏，苔薄腻，脉濡细，为脾胃虚弱，虚劳堪虑，丁甘仁用黄芪建中合二加龙骨汤加减。

7. 疾走恐惧，汗出于肝

● **医案** 李某，男，52岁，干部。1964年1月20日初诊。患者于三个月前，染重感冒后，自汗迄今未愈。目前主要症状：头晕，耳鸣，头皮左侧发麻，遇事紧张或闻电话铃响即汗出，不能看书报文件，睡眠甚差，每夜服安眠药后才能睡四五小时，醒来感觉疲乏不适，左手小指发麻，脉沉细，左关独弦，舌质正常无苔。西医诊断为自主神经失调。属肝阴不足，肝阳上亢。治宜滋水涵木，息风潜阳。

处方：玳瑁二钱 石决明（煅）四钱 珍珠母四钱 灵磁石（醋炙）三钱 菊花二钱 白蒺藜三钱 天麻三钱 钩藤三钱 桑寄生三钱 白芍二钱 炙甘草一钱 木瓜一钱五分 前四味另包先煎一小时，纳余药再煎二十分钟，取汁分早晚二次温服。

［二诊］　服前方五剂，汗出减半，头皮及手指发麻亦减，脉弦细。病势初减，再进前方五剂，兼服杞菊地黄丸，每晚临睡前服三钱。

［三诊］　病势再减，左关脉微弦，余脉缓和，但入睡困难。乃阴虚阳浮，水火不济，仍宜滋阴潜阳为治。

处方：龙齿五钱　石决明五钱　灵磁石五钱　牡蛎五钱　菊花二钱　桑寄生五钱　蒺藜三钱　天麻三钱　黄精四钱　枣仁五钱　山萸肉二钱　红枣三枚

煎服法同前。

此方服三剂后，睡眠好转，改用丸剂，早服柏子养心丹一丸，晚服杞菊地黄丸一丸，连服二十日。

［四诊］　左手指发麻已消失，其余症状亦解除，不服安眠药每夜亦能睡七小时左右，脉缓和，舌质正常无苔，饮食、二便俱调，续进丸剂，以资巩固。

——《蒲辅周医案》

析要　《素问·经脉别论》云："疾走恐惧，汗出于肝。"临床上肝阴虚的患者，在精神紧张或情绪激动时多见汗出。本案患者实为阴虚阳亢之证，阳动则风生，故见左侧头皮及手小指发麻。自感冒后，自汗3个月不止，紧张则汗甚，亦为肝阳易动外候，故蒲氏予以平肝息风、滋阴潜阳为治3剂而汗减半，继以养心丹育阴养血，杞菊地黄丸滋肾养肝，不治汗而汗止。

8. 肝病者气逆头痛

- **医案1**　一人耳聋头眩，乃肝火夹痰所致，法当升散。

用柴胡八分　半夏一钱五分　苏梗五分　桂枝五分　赤芍八分　甘草五分枳壳五分　川芎五分　陈皮八分　菖蒲五分　煨姜一片　枣一个　服四帖而瘳。

——《东皋草堂医案》

析要　《素问·脏气法时论》云："肝病者……气逆，则头痛耳聋不聪颊肿。"肝经之气逆乱，易导致耳部经脉闭阻不通，出现耳鸣耳聋。肝火上炎，灼伤津液使耳窍失去濡养。本案为肝火夹痰所致耳聋，痰火阻碍精气上承，耳窍失养，故治宜升散，火性炎上，顺其势因势利导，用柴胡、苏梗、桂枝等升散肝火，赤芍清热凉血可防升散太过耗伤阴血，枳壳、川芎理气宽胸，陈皮、菖蒲、半夏祛痰，服药四剂而愈。

- **医案2**　赵氏，五十五岁，乙丑三月十八日。六脉弦而迟，沉部有，浮部无，巅顶痛甚，下连太阳，阳虚内风眩动之故。

桂枝六钱　白芍三钱　生芪六钱　炙甘草三钱　川芎一钱　全当归二钱

生姜五钱　大枣（去核）三枚　胶饴（化入）五钱。

辛甘为阳，一法也；辛甘化风，二法也；兼补肝经之正，三法也。服二帖。

[初十日]　阳虚头痛，愈后用黄芪建中。

白芍六钱　桂枝四钱　生姜三片　生芪五钱　炙甘草三钱　大枣（去核）二枚　胶饴（化入）五钱。

——《吴鞠通医案》

析要　本案患者巅顶疼痛，属厥阴头痛，为阳虚生风、内风眩动。法宜温阳息风止痛，方中桂枝、生姜、炙甘草、大枣、胶饴合用，取辛甘化阳之意，同时亦可化其内风。白芍补肝经，川芎、当归、黄芪补气生血，血气充足则肝有所养。

9. 胆热移于脑，则辛颊鼻渊

• **医案1**　魏玉横曰：沈晋培，年三十许，患鼻渊，黄浊如脓。时医以为风热上淫于脑，与薄荷、辛夷、川芎、苍耳、白芷、蔓荆古方治之，不效，反增左边头痛，所下涕亦惟左鼻孔多。就诊，曰：此肝火上炎为疾耳，处方：与生熟地、杞子、沙参、麦冬，十余剂而愈。

若因火盛而成，必由水亏而致。盖肝脉上络巅顶，督脉会脑为髓海，为龙火郁蒸，故脓浊腥秽，源源而下，有若渊然。久之，督脉之髓，亦随输泄，致成劳损者有之。就诊，曰：此肝火上炎为疾耳。故每用以引散上焦之邪，如薄荷、荆芥、甘菊、连翘、升麻、鼠粘子、天麻之属。镇坠心火，补养水源，如犀角、人参、天冬、麦冬、五味、朱砂、甘草、山药、生地、茯苓、丹皮之属，然须兼理肺肝。理肺用桑皮、鼠粘、桔梗、二冬、花粉、竹沥。清肝胆以柴胡、白芍、羚羊角、竹茹、枣仁、川芎。或者谓世人多用辛温辛热之药取效，此义何居？盖辛热甘温，多能宣通发散，故病之微者，亦能奏效。

——《续名医类案》

析要　《素问·气厥论》云："胆移热于脑，则辛颊鼻渊，鼻渊者，浊涕下不止也。"髓乃至精之物，为水之属。脑者，至阳之物，清气所居。此症最初由于伤风误治所致，易于痊愈。今为浊气邪热所干，于是鼻流黄浊涕，是火能消物、脑有所伤也。治法先宜清肃上焦气道，继以镇坠心火、补养水源。药多取用辛凉之剂，辛为金而入肺，有清肃之义。肺开窍于鼻，鼻窍亦为脑气宣通之路，故宜治疗上焦，多用宣通发散之剂行清肃之令。

• **医案2**　沈氏　素有痰火气逆，春令地中阳升，木火化风，上引巅顶，脑热由清窍以泄越。耳鸣鼻渊，甚于左者，春应肝胆，气火自左而升也。宜清热散郁，辛凉达于头而主治。羚羊角、黑栀子、苦丁茶、青菊叶、飞滑石、夏枯草。又照方去滑石，加干荷叶、生石膏。又性情躁急，阳动太过，气火上升，郁于隧窍，由春深病加，失其条达之性，经言春气病在头也，考五行六气，迅速变化，莫若火风，脑热暗泄而为鼻渊，隧道失和，结成瘰核。夫东垣升阳散火，丹溪总治诸郁，咸取苦辛为法，然药乃片时之效，欲得久安，以怡悦心志为要旨耳。

连翘心　土贝母　海藻　昆布　黑栀子　川芎　小生香附　郁金　羚羊角夏枯草　干荷叶边　生研末，青菊叶汁法丸，苦丁茶煎汤送二钱五分。

——《临证指南医案》

析要　《素问·气厥论》云："胆移热于脑，则辛頞鼻渊，鼻渊者，浊涕下不止也，传为衄蔑瞑目。"胆为中精之腑，其气循经上通于脑，脑下通于頞，頞下通于鼻，故胆热移于脑，其热常下经頞犯鼻，致成鼻渊。此为脑热鼻渊，故内热宜清凉，用羚羊、栀子、石膏、滑石、夏枯草、青菊叶、苦丁茶等类，此为苦寒辛凉散郁之理。久则当用咸降滋填，如虎潜减辛，再加镇摄之品。

10. 膀胱移热于小肠

● **医案**　范某，女，43 岁。齿龈肿胀，口舌均有浅溃疡，疼痛流涎，咀嚼不便，妨碍饮食，喉间阻闷不畅，头晕，大便干结、小便黄，睡眠不安，病已逾月。舌尖红，有黄苔，脉弦数。辨证立法：口属脾胃，舌属于心，齿龈肿胀，口舌生疮，是为脾胃积热、心火上炎之证。拟用清热法。

处方：绿升麻 3 克　北细辛 3 克　酒黄连 3 克　栀子衣 6 克　大生地 10 克酒黄芩 10 克　大力子 6 克　酒军炭 6 克　青连翘 10 克　苦桔梗 5 克　炒枳壳 5 克　金银花 15 克　川黄柏 10 克　炙甘草 3 克。

另：生蒲黄粉 30 克涂擦患处，每日四五次。

[二诊]　服药二剂，齿龈肿，舌溃疡大有减轻。仍按原法立方。前方去黄柏，枳壳易为枳实 6 克，加蒲公英 15 克。蒲黄粉未用完仍继续涂擦患处。

[三诊]　服药二剂，诸症均愈，大便已畅，食眠亦佳，恐其再发，特再就诊。嘱其效不更方，照前方再服二剂，隔日一剂。

——《施今墨临床经验集》

析要　《素问·气厥论》云："膀胱移热于小肠，膈肠不便，上为口糜。"脾、胃、大肠、小肠、三焦、膀胱之华在唇四白，本案患者口舌生疮、大便干燥小便黄，乃中下焦有热而火性炎上所致。施氏以清胃泻火汤、甘橘汤加减为主，清泻中下火热，行气通便，并以生蒲黄粉擦拭口疮，内外兼治，服药六剂而愈。

11. 热气留于小肠

● **医案1**　戴人过曹南省亲，有姨表兄，病大便燥涩，无他证。常不敢饱食，饱则大便极难，结实如针石，或三五日一如圊，目前星飞，鼻中血出，肛门连广肠痛，痛极则发昏，服药则病转剧烈。巴豆、芫花、甘遂之类皆用之，过多则困，泻止则复燥，如此数年，遂畏药性暴急不服，但卧病待尽。戴人过诊其两手脉息，俱滑实有力。

以大承气汤下之，继服神功丸、麻仁丸等药，使食菠菱葵菜及猪羊血作羹，百余日充肥。亲知见骇之。呜呼！

——《儒门事亲》

析要　《素问·举痛论》云："热气留于小肠，肠中痛，瘅热焦渴则坚干不得出，故痛而闭不通矣。"外邪入里，化热成燥，津亏则大便干坚难下，腹痛便秘，吴鞠通称此为"津液不足，无水舟停"，亦可用导下方法。燥分四种，燥于外则皮肤皴揭，燥于中则精血枯涸，燥于上则咽鼻焦干，燥于下则便溺结闭。夫燥之为病，阳明化也，水液寒少，故如此。《素问·藏气法时论》云"辛以润之"，治当泻热通便，滋阴增液，方选增液承气汤之类。巴豆可以下寒；甘遂、芫花可下湿；大黄、朴硝可以下燥。如《周礼》云："以滑养窍。"

● **医案2**　仲（八岁）据述平昔，每更衣努苦，粪坚若弹丸，加之病后，胃津干涸，腑火，传导阴液愈耗，阳气愈升，而大便愈秘，宜清润以柔药和阳。

鲜生地　麦冬　柏子仁　清阿胶　大麻仁　茯神　川斛。

——《也是山人医案》

析要　吴鞠通称此为"津液不足，无水舟停"。肠热津亏，大小肠热结，津液亏损而致便闭，治当泻热通便、滋阴增液。

12. 肝气热，则胆泄口苦

● **医案**　王庚阳乃太守公济之长子也，博学鸿才，名重一时，与予极相善。中年后宦于岭南藩司幕属，莅任数月，患足挛拘，屈伸不利。彼处医家以风湿治之，不效。自制史国公药酒服之，亦不效。官舍非养病之所，而半万里之遥，寸步难移。幸堂官方伯，乃王公年家而副理问，又是闲曹，得以委屈周旋，未至削籍。着人星夜来迎，书中备陈苦楚之辞，殊堪怜悯。予以半生相与，不得以远为辞，乃命行李兼程而往，至见之床褥，肌肉半削，面貌惨暗，忧容可掬，叙问间，王公涕泣，余亦为堕泪。诊其脉，左手细数，重按则驶，右手稍和，重按亦弱。询其病发之由，答曰：始偶不谨而冒寒，便发寒热，口觉苦，筋骨疼痛，服发散药，寒热已除而口苦疼痛不减。至月余，先左足拘挛，难以屈伸，渐至右足亦然，又渐至两手亦然，手更振掉不息。医数十人，议论不外疏风顺气，及行气行血而已。数月前，稍能移动，更振掉疼痛不可忍。今虽不能移动，幸不振掉疼痛。予曰：若不疼痛，大事去矣。答曰：不移动则不痛，若移动极其酸痛。予曰：幸矣！尚可药也。此筋痿症也。兄少年房帷间，曾有所思慕而不得遂愿否？答曰：幼年拙荆带一婢，其色颇妍，予实昵之，拙荆觉而私黜他方，后极想念，如醉如痴，半年间，与拙荆欲事反纵，后患遗精、白浊，几半年至中年，此病亦常发。予又问曰：兄今阳事如何？答曰：久已不起矣。予跃然曰：兄无怪有此病也。今所幸者，饮食未减，大便犹实。盖痿症独取阳明，阳明盛则能生气生血，未为难治。

　　因用当归、地黄养血为君；然不补气无以生血，又用人参、黄芪、白术以为臣，补气以生血；丹皮、黄柏、青蒿以清骨髓之热，山茱萸、枸杞子、牛膝入肝以为佐；少加秦艽、桂枝、羌活、独活以为使。又虑非气血之属，无以取捷效，乃以紫河车、鹿角、龟板、虎胫骨共煎为胶，酒服。每日煎药二剂，胶、药两许，十日手足便少能运，半月运动不痛，一月而起矣。

——《陆氏三世医验》

　　析要　《素问·痿论》云："肝气热，则胆泄口苦筋膜干，筋膜干则筋急而挛，发为筋痿。"本案患者思愿不遂，遇阴必恋，风寒乘虚侵袭筋骨，至中年后血气既衰，寒变为热，风变为火，消精烁髓导致病发。又思想无穷，所愿不得，意淫于外，入房太甚，宗筋弛纵，发为筋痿及白淫。若医者不溯病原，而徒以风热之药治之，风药耗血，夫手得血而能握、足得血而能步，血耗无以荣筋，筋无所养，不能约束骨及关节，导致疼痛拘挛、关节屈伸不利、手足痿俱废，故治宜滋补肝肾，补益气血。

13. 肝痹夜卧则惊

　　● **医案**　周菊生令正，患少腹酸坠，小溲频数而疼，医投通利不效，继以升提温补，诸法备试，至于不食不寐，大解不行，口渴不敢饮水，闻声即生惊悸。孟英脉之曰：厥阴为病也，不可徒治其太阳，先与咸苦以泄其热，续用甘润以滋其阴，毫不犯通渗之药而意。

——《王孟英医案》

　　析要　《素问·痹论》云："肝痹者，夜卧则惊，多饮数小便，上为引如怀。"肝痹的症状是夜眠多惊，饮水多而小便频数，疼痛由肝经由上而下牵引少腹如怀孕之状。本案患者少腹疫坠，小便频数而疼，不食不寐，大解不行，口渴不敢多饮水，王孟英采取厥阴太阳同治的办法，以苦泻热，甘润滋阴，诸症好转。

14. 膀胱病小便闭

● **医案**　辽宁石某，年三十二岁，于仲冬得小便不通证。

病因：晚饭之后，食梨一颗，至夜站岗又受寒过甚，遂致小便不通。

证候：病初得时，先入西医院治疗。西医治以引溺管小便通出，有顷小便复存蓄若干，西医又纳以橡皮引溺管，使久在其中有尿即通出。乃初虽稍利，继则小便仍不出，遂求为延医。其脉弦细沉微，不足四至，自言下焦疼甚且凉甚，知其小便因受寒而凝滞也，斯当以温热之药通之。

处方：野党参五钱　椒目（炒捣）五钱　怀牛膝五钱　乌附子三钱　广肉桂三钱　当归三钱　干姜二钱　小茴香二钱　生明没药二钱　威灵仙二钱　甘草二钱　共煎一大盅，温服。

方解：方中之义，人参、灵仙并用，可治气虚小便不通。椒目与桂、附、干姜并用，可治因寒小便不通。又佐以当归、牛膝、茴香、没药、甘草诸药，或润而滑之，或引而下之，或辛香以透窍，或温通以开瘀，或和中以止疼，众药相济为功，自当随手奏效也。

效果：将药煎服一剂，小便通下，服至三剂，腹疼觉凉全愈，脉已复常。俾停服汤药，日用生硫黄钱许研细，分作两次服，以善其后。

帮助：诸家本草，皆谓硫黄之性能使大便润、小便长，用于此证，其暖而能通之性，适与此证相宜也。

——《医学衷中参西录》

析要　《素问·标本病传论》云："膀胱病小便闭。"肾气失调可导致膀胱病变引发癃闭，可见腰膝酸软、畏寒肢冷等症状。本案患者因感寒而致小便不通，张锡纯以温药通之。人参、灵仙并用，可治气虚小便不通；椒目与桂、附、干姜并用，可治因寒小便不通。又佐以当归、牛膝、茴香、没药、甘草诸药，或润而滑之，或引而下之，或辛香以透窍，或温通以开瘀，或和中以止疼。众药相济为功，自当随手奏效也。

15. 肾所生病者，口热舌干，咽肿上气

● **医案**　张（二三）　阴损三年不复，入夏咽痛拒纳。寒凉清咽，反加泄泻，则知龙相上腾，若电光火灼，虽倾盆暴雨，不能扑灭，必身中阴阳协和方息，此草木无情难效耳。从仲景少阴咽痛用猪肤汤主之。又阴涸于下，阳炽于

上，为少阴喉痛，乃损怯之末传矣，用猪肤甘凉益坎，有情之属而效，今肉腠消烁殆尽，下焦易冷，髓空极矣，何暇以痰嗽为理，议滑涩之补，味咸入肾可也。

处方：牛骨髓四两　羊骨髓四两　猪骨髓四两　麋角胶四两　用建莲肉五两，山药五两，芡实二两，同捣丸。

——《临证指南医案》

析要　《灵枢·经脉》云："肾足少阴之脉……是主肾所生病者，口热舌干，咽肿上气，嗌干及痛。"本案患者为风火上郁、阴亏于下，从仲景少阴咽痛治之，用猪肤汤，润燥解热缓中，使阴阳协和而后愈，既固本又兼治标。叶桂又有辛凉清上诸法，如咽喉紧痹、气热而为咽痛者，又有清肺中气热一法；如情志郁勃、相火上炎而为咽痛者，则又有降气开泄一法。如肾液不收，肝阳上越而为咽痛者，宗钱氏六味汤；如阴阳交虚，龙相上灼而为咽痛者，宗仲景猪肤汤法。

16. 肾气通于耳

● **医案**　朱欲公耳聋，脉之知属肾虚，针灸后穴、百会、听会、翳风、曲池、合谷、三里，灸肾俞三壮。

——《东皋草堂医案》

析要　《灵枢·脉度》云："肾气通于耳，肾和则耳能闻五音矣。"肾开窍于耳，肾精气不足则易引发耳聋。本案中王式钰诊朱欲公知其肾脉虚，认为其耳聋为肾虚引起，采用针灸并用的方式治疗，选取耳周与肢体远端治疗耳部的穴位，足三里为足阳明胃经上的补益穴，培补后天以滋先天；灸肾俞以壮肾阳，使肾精气渐复而耳聋自愈。

17. 肺和则鼻能知臭香矣

● **医案**　鲍（十七）　两三年鼻塞不闻，清涕由口呛出，而气室仍然。大凡头面诸窍，皆清阳交会通行之所，就外邪来乘，亦必雾露无质清邪。邪郁既久，气血失其流畅，治法利于开上宣郁，进药攻治，必不效验。欲治其疴，须查手太阴自少商穴起，施针刺以泄邪流气，乃一法也。

——《临证指南医案》

析要　《灵枢·脉度》："肺和则鼻能知臭香矣。"本案患者为初感风寒之邪，久则化热，热郁则气闭，从而导致鼻塞，治法宜宣通肺窍，如苍耳散。亦可配合针刺治疗，自手太阴肺经少商穴起，施针刺以泄邪流气，以通畅气机，宣利肺气，肺和则鼻塞自愈。

18. 咽喉者，水谷之道也

● **医案**　孙文垣治从侄中叔，以暑月赴南雍，一日假出，索茶饮之，辄从左鼻逆流而出，入腹者十之三。治几一月，即粥饭亦多鼻出矣，服药渐加恶心，头晕肌削，四肢无力。诊毕，询医作何症，投何剂。曰：佥谓此疾书所不载，治法无稽。或云胃火，或云诸逆上冲，皆属肝火。所用非黄连解毒，即三黄石膏，及诸苦寒之剂。自以多饮，火因酒动，理或为然，然竟无效。夫鼻干气喉相通，惟不掩故饮食逆从鼻窍而出。不见常人偶气逆则饮食从喷嚏出乎？今右脉缓弱无力，气虚明矣。

处方：故以六君子汤加辛夷、桑白皮、苡仁、沉香，一进而势缓，三进而止大半，七剂全安。

——《续名医类案》

析要　《灵枢·忧恚无言》云："咽喉者，水谷之道也。喉咙者，气之所以上下者也……颃颡者，分气之所泄也。"人之涕出不收者，颃颡不开也，颃颡不开，故气上而不下，则导致会厌失常，不能遮掩气管。鼻与咽喉相通，会厌开合失常，导致饮食上逆，从鼻窍流出。今右脉缓弱无力，气虚征象明显。经云：形寒饮冷则伤肺。脾胃喜温而恶寒，因患者暑月远行，多服寒凉，出现上述症状。由于肺属金而主气，金气旺则收敛下降，气下降则饮食自然不上逆。治病贵辨经络之贯通与脏腑之出入。

二、阴　阳

1. 阳气者，若天与日

● **医案**　周维友　高年体盛，素多酒湿。时值严寒，饮食未节，湿邪不走，始则胸紧咳嗽，医以陈、半、枳、橘消导之剂，继则气急痰鸣。更医，又谓年老肾气不纳，而姜、附、沉、术、二香之类叠进，病渐日笃。延余视时，气急上冲，痰响窒塞，阻隘喉间，日夜不能贴席。尤可畏者，满头大汗如雨，气蒸如雾，时当大雪之际，不能着帽。问其二便，大解数日未通，小水涓沥难出，满舌痰沫，引之不透。及诊其脉，沉而劲指，知为阴浊上攻，雷电飞腾之兆，冷香饮。

附子（生用）　草果　橘皮　甘草（炙）各一钱　生姜五片　水煎，冷服。

——《得心集医案》

析要 《素问·生气通天论》云："阳气者，若天与日，失其所则折寿而不彰。"本案用通阳泄浊之法，连进半硫丸，俾得冷开冻解，二便稍利，阳光复辟，阴浊下行，胸膈始舒，而痰壅头汗气蒸诸急，不觉如失。亦阳气得所，则寿考彰明之验也。后与冷香饮，数服而安。

2. 阳气者，烦劳则张

● **医案** 李 阴亏于下，气逆于上，抑塞于中，煎熬津液，气急痰凝，病成煎厥。本属为难，而药必清滋，效非容易。所虑酷暑将临，外受炎蒸之热，内无宁静之期，则有甚加剧耳。

鲜生地 枣仁（猪胆汁炒） 元参 茯神 牡蛎 女贞子 石决明 羚羊角 远志（甘草汤制） 竹茹。

——《王旭高临证医案》

析要 《素问·生气通天论》云："阳气者，烦劳则张，精绝辟积，于夏使人煎厥。"本案患者水亏木燥，肝之风阳夹痰上扰，阻气机，塞窍隧，故化热而煎熬津液，形成煎厥。法当滋阴祛痰开窍，药以生地、炒枣仁、元参、竹茹、女贞子滋阴清热，以牡蛎、石决明、羚羊角平肝息风，以远志、茯神祛痰。

3. 阳气者，大怒则形气绝

● **医案** 郑显夫，年六十余。因大怒，遂昏仆，四肢不用。余以怒则火起于肝，以致手足厥阴二经气闭而不行，故神昏无知；怒甚则伤其筋络，弛纵不收，故手足不用。急以连、柏泻其上逆之火，香附降其肝气，一二日神志渐清。后以调气血、壮筋骨之剂补之，数日而安。

——《续名医类案》

析要 《素问·生气通天论》云："阳气者，大怒则形气绝，而血菀于上，使人薄厥。有伤于筋，纵，其若不容。"本案因大怒肝气上逆，气血郁积于上则经络阻滞不通，筋脉失于气血濡养，故而四肢不用。治疗当先以连柏泻上逆之火，然后平肝降气，引血下行，最后调补气血。

4. 阴在内，阳之守也；阳在外，阴之使也

● **医案 1** 许某，48岁，女，已婚，干部。1960年9月24日初诊。患者素有头晕、目眩、汗多，1星期前突然昏倒，不省人事，当时血压80/20 mmHg。经医务所大夫急救，很快即醒，是后仍有心慌、气短、头晕、目眩、嗜睡、汗多，以夜间汗出更甚，食欲尚佳，二便及月经正常。曾经针灸治疗过二个月

余，并服过归脾汤加川断、巴戟天、牡蛎、浮小麦、枸杞子、小茴香等，未见显效。脉两寸尺沉细有力，两关弦数，舌质正常无苔，认为属肝热阴虚，肝阳不潜，兼心血不足。治宜滋阴潜阳，兼养血宁心。酸枣仁汤加味。

处方：酸枣仁三钱　知母一钱　川芎一钱　茯神二钱　炙甘草一钱　白蒺藜三钱　珍珠母（打）四钱　石决明（打）四钱　女贞子三钱　怀牛膝二钱　地骨皮二钱　龟板（打）四钱　连服数剂。

[二诊]　服药后诸症见好，汗出大减，尚有心慌及疲乏感，饮食及二便正常。改为丸剂以滋阴养血为主而缓治之处。

处方：柏子仁（炒）二两　枸杞子一两　麦冬八钱　当归六钱　石菖蒲六钱　玄参一两　茯神六钱　干地二两　炙甘草六钱　地骨皮一两　炒枣仁一两　共研细末，炼蜜为丸，每丸重三钱，每日早晚各一丸。以后渐愈，恢复正常。

——《蒲辅周医案》

析要　《素问·阴阳应象大论》说："阴在内，阳之守也；阳在外，阴之使也。"充分说明了阴阳相互支持的这种关系。若营阴亏虚，则阴不敛阳，而汗出。本案患者素体阴虚，故头晕目眩，甚则昏倒，是后汗多，以夜间更甚。由阴虚而营阴不固，肝阴既虚，肝阳则不潜，加之心血不足，汗为心之液，今肝热，心虚而汗出，故处方用滋阴潜阳、养心安神之剂，而收敛汗之功。

● **医案2**　罗某，男，45 岁。1995 年 11 月 7 日初诊。夜寐盗汗有两个月，寐则汗出，寤则汗止，曾服六味地黄丸，枣仁安神液等药弗效。汗出多时，沾湿衣被，并见胸痛，头晕（血压 160/100 mmHg），五心烦热，口干，睡眠不宁。发热为 37.2℃，大便偏干，小便略黄。视其面色缘缘而赤，舌红，苔薄黄，脉来洪大。辨为阳盛阴虚，阴被阳逼，营不内守之证。治当泻火滋阴止汗，方用当归六黄汤加味。

生地 20 克　当归 20 克　黄芩 4 克　黄芪 14 克　熟地 12 克　黄柏 10 克　黄连 4 克　知母 10 克　鳖甲 16 克　煅牡蛎 16 克。

服药十四剂，盗汗停止，血压降至 120/80 mmHg，诸症皆随之而愈。

——《刘渡舟临证验案精选》

析要　根据《素问·阴阳应象大论》所说，若营阴亏虚，不能滋养卫阳，则卫阳失济而不固，卫外不固，津液外泄，汗出量多，故本案患者盗汗甚重，以当归六黄汤治疗。当归六黄汤是治疗发热盗汗的代表方剂，其中当归、生、熟地黄滋阴清热，三黄则泻火坚阴，配黄芪之温益气固表，以止盗汗。

● **医案3**　李某，男，69 岁。七年前曾患夜间多汗，晨起床褥印有人形之湿迹，平素最易感冒，当时转战各地，亦未多加治疗。中华人民共和国成立后在京任职，夜汗未现。四个月前，因感冒服阿司匹林，汗出甚多，此后每于晨间三四点钟时即出汗如洗，醒后遍身冰冷，不敢再睡。二个月来不能安眠，精神疲倦，苦恼异常。饮食，二便如常。舌苔薄白，舌胖有齿痕，六脉大，沉取无力。

处方：炙黄芪30克 野於术10克 炒防风3克 五味子6克 云茯苓10克 生牡蛎（生龙骨12克同打，先煎）12克 五倍子6克 云茯神10克 熟枣仁12克 浮小麦30克 炙甘草6克。

[二诊] 前方四剂，服至第二剂汗即减少，四剂则汗止，夜汗即除，睡亦通宵安然，精神焕发，希予常服方，以资巩固。

处方：炙黄芪30克 米党参10克 野於术10克 炒防风3克 云苓皮10克 生牡蛎（生龙骨12克同打，先煎）12克 浮小麦30克 怀山药30克 五倍子6克 乌梅肉5克 炙甘草6克 五味子6克 白蔻仁30克 炒远志6克。

另：龙骨、牡蛎各60克，五倍子、五味子各15克，研为细粉，擦身止汗。

——《施今墨临床经验集》

析要 《素问·生气通天论》云："阳者，卫外而为固也。"本案患者阳气虚不能卫外，汗液易泄，故可见多汗，治以补气固表为大法，方以玉屏风散合牡蛎散为主方，方中用乌梅，取酸以敛之，益阴止汗也。

5. 阴不胜其阳则脉流薄疾

● **医案** 唐某，女，30岁，未婚。月经淋漓不止已半年许，妇科检查未见异常，血红蛋白72 g/L。伴心烦不得卧，惊惕不安，自汗沾衣。索其前方，多是参、芪温补与涩血固经之药，患者言服药效果不佳。切其脉萦萦如丝，数而薄疾（一息六至有余）。视其舌光红，无苔，舌尖红艳如杨梅。细绎其证，脉细为阴虚，数为火旺，此乃水火不济、心肾不交、阴阳悖逆之过。治应泻南补北，清火育阴，安谧冲任为法。

黄连10克 阿胶12克 黄芩5克 白芍12克 鸡子黄两枚（自加）。

此方服至五剂，夜间心不烦乱，能安然入睡，惊惕不发。再进五剂，则漏血已止，血红蛋白上升至129 g/L。

——《刘渡舟临证验案精选》

析要 本案患者主诉月经淋漓不止，前医囿于气能摄血之规，率用参、芪之品，反增火热之势。《素问·阴阳应象大论》云："阴不胜其阳，则脉流薄疾，并乃狂。"病本水亏火旺，反服温燥之药，何异抱薪救火，焉能取效？

《素问·奇病论》云:"胞络者系于肾。"《素问·评热病论》云:"胞脉者属心而络于胞中。"心肾不交之证,肾水亏于下不能上济心火,心火反下移入胞中,逼迫经血淋漓不止。阴亏火炽,故治当壮水制火、泻南补北、交通心肾为法,投《伤寒论》的黄连阿胶汤,正与病之相宜,果数剂而愈。

6. 一阴一阳结谓之喉痹

● **医案**　一贵妇,喉痹,盖龙火也。虽用凉剂,而不可使冷服,为龙火宜以火逐之。人火者,烹饪之火是也。乃使曝于烈日之中,登于高堂之上,令婢携火炉坐药铫于上,使药尝极热,不至大沸,适口,时时呷之,百余次,龙火自散。此法以热虚,是不为热病扞格故也。

——《名医类案》

析要　《素问·阴阳别论》云:"一阴一阳结谓之喉痹。"一阴者手少阴君火,心之脉气也;一阳者,手少阳相火,三焦之脉气也。此二条经脉,并络于喉,故气热则内结,结甚则肿胀,胀甚则痹,痹甚则不通而死矣。本案之龙火宜急逐之,故急于治标而缓于治本。

7. 二阳之病发心脾,女子不月

● **医案**　白某,女,27岁,已婚。1956年5月11日初诊。患者月事不以时下已二年半之久。近一个月来头晕目眩,心跳胸膈不舒,睡眠不佳,饭后脘胀,消化力弱,二便尚调,颈部右侧淋巴腺肿大约一年。现已两年零两个月经水未来潮,自觉脐下有软包块,按之则痛,肌肉日见消瘦。检查:脉搏82次/分,体温37.4℃,血压104/64 mmHg。颈部右侧淋巴腺肿大,约1厘米×1厘米,心、肺正常,肝在肋下能扪到边缘,腹部胀气,子宫体正常大小,后倾能动,左右穹窿无扪痛,子宫颈口有轻度糜烂。脉象两寸微,两关弦,两尺沉涩。此属肝郁脾弱,心肾不交。《内经》谓:"二阳之病发心脾。"女子不月,治宜先调肝脾。

处方:抱木茯苓三钱　炒白术三钱　当归二钱　白芍二钱　醋炒竹柴胡一钱五分　丹皮一钱五分　炒栀子一钱五分　甘草一钱　制香附三钱　夏枯草三钱　吴茱萸八分　生姜三片　四剂。

[二诊]　服前方,头晕、目眩略减,饮食渐增,胸膈略舒,大便正常,月事仍未至,颈部淋巴腺仍肿大,脉如前。前方加消瘰之品。

处方:抱木茯苓三钱　炒白术三钱　当归二钱　白芍三钱　醋炒竹柴胡一钱五分　甘草一钱　丹皮一钱　炒栀子一钱五分　川芎一钱五分　制香附三钱

夏枯草三钱　莪术二钱　三棱二钱　海藻三钱　牡蛎四钱　五剂。

[三诊]　服前方食、眠较好，浑身皮肤觉痒，颈淋巴核略软，午后微短气，并见手足心热，脉尚如前。此经闭日久，络脉受阻，气血不和。仍宜调和肝脾，并主通经和络。病程日久，宜以丸剂徐图，兼服后方。

处方：(1) 当归二钱　白芍三钱　白术三钱　桂枝二钱　泽泻二钱　川芎二钱　茯苓三钱　甘草一钱　制香附三钱　鳖甲五钱　鸡内金三钱　川楝炭二钱　五剂，每日上午服一次。

(2) 大黄䗪虫丸十丸，每夜服一丸，开水送下。

[四诊]　药后腰腹胀，仅下白物，未见红色，午后手足心热减，大便正常，消化稍差，舌苔秽滞，脉象如前。宜前方加减续服。

处方：(1) 当归二钱　白芍二钱　醋炒柴胡二钱　白术二钱　川芎一钱五分　制香附二钱　三棱二钱　莪术二钱　官桂一钱　鸡内金五钱　川楝子(炮) 二钱　炒小茴一钱　藕节五钱　三剂。

(2) 大黄䗪虫丸六丸，服法同前。

[五诊]　药后三天下少许红液，有似月经，间日又见少许，腰痛，小腹胀痛，二便正常，脉象转为弦滑。此血滞络阻日久、肌肉消瘦，若不通经消瘀，终必经闭血枯，今经有欲通之象，宜乘势续进。

处方：(1) 当归二钱　川芎二钱　白芍三钱　桂枝三钱　三棱三钱　莪术二钱　丹皮二钱　延胡索二钱　五灵脂三钱　炙鳖甲五钱　川楝子二钱　鸡内金五钱　乳香 没药各一钱　三剂。

(2) 大黄䗪虫丸六丸。

[六诊]　三次攻剂之后，下血之量虽不多，兼有黏膜及白物。小腹按之痛，脉沉小紧，大积大聚，衰其半而止，改用调胃理气和血之剂。

处方：茯苓五钱　白术二钱　当归二钱　白芍三钱　桂枝二钱　香附三钱　橘核二钱　川楝子(炮) 三钱　泽泻二钱　鸡内金五钱　官桂一钱　木香一钱　五剂。

[七诊、八诊]　病情比较缓解，阴户下气 (阴吹)，时有黏膜脱出，小腹及腰仍有胀痛，脉弦滑。改用疏肝理脾，疏利积气。

处方：竹叶柴胡一钱五分　制香附三钱　当归二钱　川芎一钱五分　川楝子二钱　五灵脂三钱　京三棱二钱　蓬莪术二钱　鸡内金三钱。

先后十剂，并送茴香橘核丸，每次二钱，日二次。

[九诊]　月经来潮，量尚不多，有小血块，色紫黑，共行四天，腰已不痛，食、便正常，脉弦滑。病人至此经事已通，气血初顺，仍以原法调理，再

过两个月，而体力精神渐复，以后又有妊娠。

——《蒲辅周医案》

析要　《素问·阴阳别论》云："二阳之病发心脾，有不得隐曲，女子不月。"月经闭止而见肌肉消瘦、头晕目眩、气短心慌、手足心热、饮食较差、欲作风消之候，人见之莫不知其为虚，但颈部淋巴结核为气郁之象，少腹胞块能移为血痕之征。思则气结，郁而为火，以致心营暗耗，既不能下交于肾，脾土郁结，又转而克肾，是以女子不月。若只知其为虚，而补气补血，不知其月经久停，络脉受阻，气血不和，瘀结已成，而忽视通经化瘀，则虚者愈虚，闭者日闭，瘀者日瘀，而为血枯经闭。先调肝脾，使其饮食渐增，头晕目眩渐减，而后通经化瘀，以法攻之。故用三攻之法，而月经即有欲通之机，虽不补而补已寓其中，气以通为补，血以和为补。三攻之后，而即用调胃理气和血之剂，虽不再攻而攻已尽其用，经曰："大积大聚，其可犯也，衰其大半而止。"

8. 阴虚阳搏谓之崩

● 医案1　杭人沈禹玉妻，夏月发寒热，迎邑医治之，则以为疟也。时月事适下，遂淋漓不断，医又以为热入血室，用药数帖，寒热益厉，月事益下，色紫黑，或如败酱。医且云服此药势当更甚，乃得微愈耳。其家疑其说，请予诊之，委顿不能起坐，脉细数甚，按之欲绝。问其寒热，则必起未申而终于子亥。予曰：此郁火虚症耳。因出彼药示，则小柴胡汤也。彼意以治往来寒热，兼治热入血室也。又加香薷一大握，则又疑暑毒作疟也。予不觉大笑曰：所谓热入血室者，乃经水方至，遇热适断不行，故用清凉以解之。今下且不止，少腹疞痛，与此症何与，而进黄芩等药乎？即灼知热入血室矣，当加逐瘀通经之味，香薷一握，又何为者？予用肉桂二钱，白术四钱，炮姜二钱，当归、芍药各三钱，人参三钱，陈皮、甘草各四分，一服而痛止经断，寒热不至，五服而能起。惟足心时作痛，此去血过多，肝肾伤也，投都气饮子，加肉桂、牛膝各一钱而痊愈。使卒进前药，重阴下逼，天僵地坼，生气不内，水泉冰溃，不七日死矣。乃云更甚方愈，夫谁欺哉，庸妄之巧于脱卸，而悍于诛伐如此夫。

——《东庄医案》

析要　《素问·阴阳别论》云："阴虚阳搏谓之崩。"本案夏月发寒热，则以为疟也，脉细数，按之欲绝，其热入血室，经水方至，以小柴胡汤治往来寒热，兼治热入血室，彼且以为见病治病，药甚对症矣。乃寒热益厉，月事益下，直非对症者。盖其所为治病者，本非其治，其所为见病者，实未尝见耳。

● **医案2**　梁妇，八月初五日。血分湿热，肝家阳盛，迫血下行，不能自已，晋前方药后尚未能止，脉仍弦滑，再依法加减之。

生龙齿四钱　生牡蛎六钱　血余炭三钱　生石决明两　川柴胡三分　赤小豆六钱　川萆薢四钱　旋覆花二钱　代赭石二钱　炒湖丹皮一钱　台乌药三钱　盐知母三钱　盐黄柏三钱　鲜茅根两　蒲黄炭三钱　藕两（带节、须）　芡实米三钱　犀黄丸（分吞）四分。

——《孔伯华医案》

析要　血崩亦称崩中，多由阴虚肝阳亢盛、湿热下迫血室、冲任不固所致，孔氏擅用生龙齿、生牡蛎以咸寒固涩入下焦冲任以敛摄，用柴胡三至五分轻清以升提之，藕节须、莲肉、莲房、芡实以清凉散瘀兼有固涩之功，犀黄丸之用于崩下，盖以离经之血每夹阻瘀，此丸能内清散瘀以净其源也。

● **医案3**　孟官人母，年五十余岁，血崩一载，金用泽兰丸、黑神散、保安丸、白薇散补之，不效。戴人见之曰：天癸已尽，本不当下血。盖血得热而流散，非寒也。夫女子血崩，多因大悲哭。悲甚则肺叶布，心系为之恐，血不禁而下崩。《内经》曰：阴虚阳搏谓之崩。阴脉不足，阳脉有余，数则内崩，血乃下流。举世以虚损治之，莫有知其非者。可服大剂。大剂者黄连解毒汤是也。次以拣香附子二两炒，白芍二两焙，当归一两焙。三味同为细末，水调下，又服槟榔丸，不数日而安。

——《儒门事亲》

析要　阴脉不足，阳脉有余，故以黄连解毒汤去其阳热，再用白芍、当归等滋补阴脉，使阴阳调和则愈。

9. 四肢者，诸阳之本

● **医案**　邓某，78岁，女。1959年6月17日初诊。一二年来常起皮肤湿疹，近三个月更甚，以四肢较多，开始散在全身，以后逐成片状增多，发痒，搔破后流黄水，无发热，饮食尚佳，睡眠不实，大小便正常，脉沉弦细数，舌质正常，中心白黄苔腻。

归尾一钱五分　赤芍二钱　干生地三钱　川芎一钱五分　丹皮二钱　何首乌三钱　胡麻仁（微炒）五钱　白蒺藜三钱　黄柏二钱　苦参二钱　蝉蜕一钱　蛇蜕（微煅为末冲服）一钱　红茶一钱　服十剂，每天一剂。

[二诊]（8月27日）　服药后湿疹见退，痒亦减，食欲佳，睡眠尚差，大小便正常，脉象转缓，舌苔见退。前方加丹参二钱，续服十剂。

[三诊]（9月10日）　疹渐消，痒亦大减，但较前已显著减轻，食欲正常，睡眠尚佳，大小便正常，脉缓，舌质正常无苔。仍本原法加地榆三钱，牛

膝二钱，再服五剂。

——《蒲辅周医案》

析要　《素问·阳明脉解》云："四肢者诸阳之本也。"本例湿疹，以四肢较多，四肢为诸阳之本，脾主四末并主肌肉，其病因由脾弱生湿，湿聚生热，热盛生风，风湿搏结，发于皮肤，四肢尤甚，所以用养血、清热、祛风、除湿等法，连服20余剂，而痒疹基本消失。

10. 气至阳而起，至阴而止

● **医案**　孙某，女，60岁。1994年1月4日初诊。患者近日因情志不遂而心烦不宁，坐立不安，整夜不能入寐，白昼则体肤作痛，甚则皮肉瞤动，胸胁苦满，口苦，头眩，周身乏力，小便涩赤，大便干结。舌绛，苔白腻，脉沉弦。辨为肝郁化火、痰热扰心之证，治以疏肝清热、化痰安神之法。

处方：柴胡18克　黄芩10克　半夏20克　栀子10克　陈皮10克　竹茹20克　枳实10克　炙甘草10克　党参10克　龙骨30克　牡蛎30克　生姜8克　天竹黄12克　豆豉10克　大枣12枚。

服药七剂，心烦、口苦、头眩症减，每夜能睡四小时，惟觉皮肤热痛，二便少，舌苔白，脉沉，守方再进五剂，烦止寐安，诸症霍然。

——《刘渡舟临证验案精选》

析要　《灵枢·营卫生会》云："故气至阳而起，至阴而止……夜半而大会，万民皆卧，命曰合阴。"本案患者少阳枢机不利，阳不入阴而导致不寐，伴有口苦、头眩，胸胁痞满等。又气郁日久，化火伤阴，炼津成痰，痰火上扰心胸，而使不寐加重，烦躁不宁，且有动风之象。治疗遵从火郁发之、木郁达之的原则，以疏肝开郁为大法，兼以清火化痰、安神为佐。以小柴胡汤、栀子豉汤、温胆汤三方加减而成，用小柴胡汤以疏利肝胆气机，栀子豉汤则清热除烦，温胆汤而化痰安神。使一身之气机通利，营卫气血相贯如环，阳入于阴，神于心肝则人自寐也。

11. 阳络伤则血外溢，血外溢则衄血

● **医案1**　阅来恙情中虚，湿热之体，由木火刑金，而成大衄，得清营甘寒之剂，鼻血虽止，阳络已经大伤。饮食难进，胸闷作哕，腹痛便溏，溺少坠胀。加以血后营液未复，现心悸不安，寐不成寐。年老二气俱衰。当此中州失其转输，恐难久恃，泐此谨覆。拟戊己汤加减，然否请政。

东洋参　赤茯苓　留白陈皮　土炒木瓜　夜交藤　炒白芍　白扁豆衣　金

钗石斛　白晚米饭团一枚，用荷叶一张包好，煎汤代水。

——《江泽之医案》

析要　《灵枢·百病始生》云："阳络伤则血外溢，血外溢则衄血。"脾失健运，痰饮食浊内停，胃气被遏，气机上逆，故饮食难进、胸闷作哕；脾胃虚弱致土虚肝木来乘，肝火犯胃，肝胃不和。用戊己汤加减以泻肝和胃，降逆止呕。

● **医案 2**　李左　鼻衄盈碗而来，脉形弦大。此肝火内积于内，风热袭于外，以致阳络损破，不能扃固。还恐有复涌之势。

丹皮一钱五分　青黛五分　煨石膏八钱　黑栀子三钱　赤芍一钱五分　麦冬三钱　鲜石斛八钱　白茅花一两　鲜藕三两。

——《张青聿医案》

析要　《灵枢·百病始生》云："起居不节，用力过度，则络脉伤。阳络伤则血外溢，血外溢则衄血，阴络伤则血内溢，血内溢则后血。"本案之衄血为热伤阳络，故治疗宜清热凉血止血为要，丹皮、青黛、石膏、栀子、赤芍皆清热凉血之品，白茅花、鲜藕凉血止血。《灵枢·营卫生会》云："故夺血者无汗，夺汗者无血。"案中衄血盈碗，津血同源，津液必定受损，故加麦冬、石斛以养阴液。

● **医案 3**　一人鼻衄大出，欲绝。取茅花一大把，水两碗煎浓汁一碗，分二次服，立止。

——《名医类案》

析要　鼻衄，指鼻窍之血络受损出现的血液从鼻窍外溢，火热之邪最易灼伤血络而出现衄血。本案患者鼻衄欲绝，医者用茅花汤止血。本方出自《外台秘要》，专治伤寒鼻衄不止，方中只茅花一味药，其具有清热解毒、凉血止血的功效，案中用浓煎可增强止血功效。

12. 卫气不得入于阴目不瞑

● **医案**　李某，男，49 岁，编辑。患失眠已两年，西医按神经衰弱治疗，曾服多种镇静安眠药物，收效不显。自诉入夜则心烦神乱，辗转反侧，不能成寐。烦甚时必须立即跑到空旷无人之地大声喊叫，方觉舒畅。询问其病由，素喜深夜工作，疲劳至极时，为提神醒脑起见，常饮浓厚咖啡，习惯成自然，致入夜则精神兴奋，不能成寐，昼则头目昏沉、萎靡不振。视其舌光红，无苔，舌尖宛如草莓之状红艳，格外醒目，切其脉弦细而数。脉症合参，此乃火旺水亏、心肾不交所致。治法当以下滋肾水，上清心火，令其坎离交济，心肾交通。

处方：黄连 12 克　黄芩 6 克　阿胶（烊化）10 克　白芍 12 克　鸡子黄 2 枚。

此方服至三剂，便能安然入睡，心神烦乱不发。续服三剂，不寐之疾，从此而愈。使用本方还需注意以下两点。① 舌脉特点：本证是舌质红绛，或光绛无苔，甚则舌尖赤如杨梅，脉多细数或弦细数。② 注意煎服方法：方中阿胶、鸡子黄二味，俱不能与他药混煎，阿胶烊化后兑入药汁中，待去渣之药汁稍后，再加入鸡子黄，搅拌均匀后服用。

——《刘渡舟临证验案精选》

析要　《灵枢·大惑》云："卫气不得入于阴，常留于阳。留于阳则阳气满，阳气满则阳跷盛，不得入于阴则阴气虚，故目不瞑矣。"本案患者至夜则心神烦乱，难以入寐，乃心火不下交于肾而独炎于上。观其舌脉，一派火盛水亏之象，治当滋其肾水，降其心火，选用黄连阿胶汤。方用黄连、黄芩上清心火；阿胶、鸡子黄滋养阴血。至于芍药一味，既能上协芩、连酸苦为阴以清火，又能酸甘化阴以助阴血，且下通于肾，使水生木也，上通于心，而木生火也。诸药配伍，共奏滋阴降火、交通心肾之效。

第四章

病　证

1. 咳

• **医案 1** 萧左 久咳曾经见红，两个月前吐血盈碗。今血虽止住，而咳嗽暮甚，必致呕吐而咳方减，音塞不扬，脉形细数。《金匮》云：胃咳之状，咳而呕。良由肺肾并伤，中气亦损，损而难复，不可不防。

台参须（另煎）六分 盐半夏一钱 生扁豆三钱 生山药三钱 大麦冬三钱 生甘草三分 黛蛤散（包）三钱 北沙参三钱 川贝母二钱 白粳米一撮煎汤代水。

[二诊] 甘以益胃，咳嗽大减，呕吐亦止。然大便泄泻，临圊腹痛。偶然饮冷，损伤脾土，一波未平，一波又起。再参培土生金法，复入分消，以理水湿。

奎党参三钱 泽泻一钱五分 生熟草各二钱 砂仁五分 白茯苓三钱 炒扁豆三钱 炒山药三钱 生熟薏苡仁各二钱 木香四分 木猪苓二钱。

[三诊] 水泻渐轻，便仍溏泄，胸脘痞满不舒。脾清不升，则胃浊不降。久病之体，未便遽投重剂。

陈皮一钱 生熟薏仁各二钱 木猪苓二钱 泽泻一钱五分 鲜佛手一钱 砂仁五分 白茯苓三钱 煨木香四分 楂炭一钱五分。

——《张聿青医案》

析要 《素问·咳论》云："五脏六腑皆令人咳，非独肺也。""脾咳不已，则胃受之，胃咳之状，咳而呕，呕甚则长虫出。"本案患者久咳呕吐，为脾咳不愈而传于胃咳，病位在脾胃。咳嗽之症乃脾胃气机升降失常波及于肺所致，故张氏三诊治疗时均以滋养胃阴、理脾燥湿之药为主，而非止咳之品。当脾胃得复，咳嗽自消。

• **医案 2** 钱 久咳三年，痰多食少，身动必息鸣如喘。诊脉左搏数，右小数。自觉内火燔燎，乃五液内耗，阳少制伏，非实火也。常以琼玉膏滋水益气，暂用汤药，总以勿损胃为上。治嗽肺药，谅无益于病体。

北沙参 白扁豆 炒麦冬 茯神 川石斛 花粉。

——《临证指南医案》

析要 《素问·咳论》云："久咳不已，则三焦受之，三焦咳状，咳而腹满，不欲食饮，此皆聚于胃，关于肺，使人多涕唾而面浮肿气逆也。"本案患者久咳3年，三焦受邪，三焦总司一身之气化，受邪则气机壅闭不通，水液不得气化，留于胸腹，故痰多食少。痰湿之邪久郁而化热，伤其津液，故自觉内热偏胜。叶氏以扁豆、茯神化湿行水，花粉去其郁热，沙参、麦冬、石斛滋养胃阴。且经中强调"此皆聚于胃，关于肺"，故治疗久咳时应以养胃阴为主，不可专为止咳。案中"以勿损胃为上"正依此而定法。

● **医案3**　儒者张克明　咳嗽，用二陈、芩、连、枳壳，胸满气喘，侵晨吐痰，加苏子、杏仁，口出痰涎，口干作渴。薛曰：侵晨吐痰，脾虚不能消化饮食；胸满气喘，脾虚不能生肺金；涎沫自出，脾虚不能收摄；口干作渴，脾虚不能生津液。遂用六君加生炮姜、肉豆蔻温补脾胃，更用八味丸以补土母而愈。

——《名医类案》

析要　《素问·咳论》云："此皆聚于胃，关于肺。"咳嗽不止与肺有关，五脏六腑功能失常均可影响到肺，使人发生咳嗽，其中与肺胃关系最密切。脾为生痰之源、肺为贮痰之器。薛氏认为皆以脾虚为根本，脾虚不能生金，导致咳嗽喘满，非苦寒清肺之药所能取效。因而用六君子加味，培土以生金；用八味丸补火以生土，滋其之化，脾运健则痰涎自化，津液生而口渴自除。

● **医案4**　发热喘急，头痛引胁，面赤不渴，二便如常，左脉弦虚，右脉空大，此无形之感，夹有形之痰，表里合邪，互结于胸胁之位也。口不渴者，外邪夹饮上逆，不待饮水自救也。二便调者，病在胸胁，犹未扰乱中州也。仲景治法：表不解，心下有水气，咳而微喘，发热不渴，小青龙主之。方用麻、桂以达表散邪，半夏以涤饮收阴，干姜、细辛以散结而分邪，甘草以补土而制水，用芍药五味之酸收，以驭青龙兴云致雨之力，翻波逐浪，以归江海。斯在表之邪从汗解，在内之邪从内消。

麻黄　桂枝　半夏　干姜　细辛　甘草　芍药　五味子。

——《薛立斋医案》

析要　《素问·大奇论》云："肺之雍，喘而两胠满。"本案患者头痛引胁，为肺之气机壅滞，宣降失司，故用小青龙汤以散水邪，解胸中之壅。

2. 痹

● **医案1**　崐氏，二十六岁。风湿相搏，一身尽痛。既以误汗伤表，又以误下伤里。渴思凉饮，面赤舌绛，得饮反停，胁胀胸痛，皆不知病因而妄治之累瘁也。议木防己汤，两开表里之痹。

桂枝六钱　防己四钱　生石膏一两　炙甘草三钱　杏仁四钱　苍术五钱
生香附三钱　四次服。

[十二日]　胁胀止而胸痛未愈，于前方加薤白三钱、广皮三钱，以通补胸上之清阳。

[十四日]　痹证愈后，胃不和，土恶湿也。

半夏一两　茯苓五钱　广皮三钱　秫米二合　生姜三钱　水五碗，煮两碗，渣再煮一碗，三次服。

[十六日]　痹后清阳不伸，右胁瘕痛。

半夏六钱　广皮二钱　青皮钱半　乌药二钱　薤白三钱　桂枝二钱　吴茱萸一钱　郁金二钱　煮两杯，渣再煮一杯，三次服。

——《吴鞠通医案》

析要　《素问·痹论》云："风寒湿三气杂至，合而为痹也。其风气胜者为行痹，寒气胜者为痛痹，湿气胜者为著痹也。"本案患者风湿相搏，一身尽痛，当以祛风除湿、通痹止痛为法。患者因误汗误下，湿邪独留表里之间，故以木防己汤两开表里，通经除痹。方中木防己辛温，能散留饮结气，又主肺气喘满；石膏辛甘微寒，主心下逆气，清肺定喘；人参甘美，治喘消膈饮，补心肺不足；桂枝辛热，通血脉，开结气，宣导诸气，在气分服之即愈。

● 医案2　郑氏女，孀居，年三十七岁。道光丁亥五月二十九日。素体肥胖，经行落后。风寒湿三气合而成痹，起于颈项，波及肩臂肢肘，下及两肢，痛巨难忍，业已九日。他医做痿证治，妄用鹿角胶、锁阳、归、芍、沙参等温补之剂三帖，无怪乎痛势更增，寒热交作，脉象浮小而细。法宜祛风渗湿、通经活络为最也。

秦艽二钱　防风一钱半　制香附二钱　当归一钱半　片姜黄二钱　嫩桑枝（切）二两　杉木节（劈）五钱　苏木节（劈）五钱　制半夏一钱半　陈皮一钱半　加去油乳香一钱，箸包押煎。

服一帖，痛去十之三，非前之痛如锥刺可比。且稍能睡，渐可进粥。

[闰五月初一日复诊]　头项风池穴觉重且痛，此痰湿为患。其余俱缓，即两股间痛亦可耐。原方去半夏、防风、杉木节，加羌活、苡仁、晚蚕砂、威灵仙等煎服。痛势更减，再剂而风池穴之重痛亦大减矣。

[初三日复诊]　痛痹十去其八，惟右股骱仍觉小痛，再议梳理气血，冀其渐平。方用香附、芍、归、艽、陈、苓、草、桑枝、木瓜、青皮、苡仁辈，服之痛痹将愈。至四五日后。湿热下注，两足腿重肿且胀而痛（旁注：此即脚湿气也），朝轻夕盛，用白术、苡仁、茯苓、木通、防己、黄柏、炙草、蚕沙、青皮、升麻、柴胡、怀牛膝等十二味，煎服四剂愈。

——《竹亭医案女科卷三》

析要　《素问·痹论》云："阴气者，静则神藏，躁则消亡，饮食自倍，肠胃乃伤。"营卫失和是痹证主要病机之一。本案患者素体肥胖，虽风寒湿合而成痹，然本身痰湿体质过重，故在除痹之时要兼顾其痰湿的影响。一诊方中，以桑枝、杉木节等药物专以除痹，以半夏、陈皮祛痰行气。二诊方则以羌活、苡仁等药着重除湿。三诊方因痹证十去其八，则以香附、芎、归、艽、陈、苓、草、桑枝、木瓜、青皮、苡仁辈专以除湿，至痊愈。

● **医案 3** 夏益吾　肢节肿痛，手足弯痛肿尤甚，不能动止。凡肿处皆红热。先起于左手右足，五日后又传于左足右手，此行痹证也。且喘咳气涌不能睡，左脉浮数、中按弦，右滑数，乃湿热风痰壅遏经络而然。以茅山苍术、姜黄、苡仁、威灵仙、秦艽、知母、桑白皮、黄柏、酒芩、麻黄水煎，服下而右手肿消痛减。夜服七制化痰丸而嗽止。乃得睡。再剂两足弯消其半。左手经渠、列缺穴边肿痛殊甚，用苡仁、苍术、秦艽、甘草、天花粉、五加皮、石斛、前胡、枳壳、威灵仙、当归，旋服旋愈。

——《孙文垣医案》

析要　本案病证为行痹，《素问·痹论》云"风气胜者为行痹"，故在治疗上应以祛风通痹为主。然痹证为风寒湿交合而成，患者有又湿热之象，故以茅山苍术、姜黄、苡仁、威灵仙等药祛风除湿通痹，湿气除去，余痰邪致咳，故以七制化痰丸化痰止咳，最后复以通痹之药清其病根，病愈。

● **医案 4**　吴江孙质庵老先生行人，时患痛风，两手自肩髃及曲池，以至手梢，两足自膝及跟尻，肿痛更甚，痛处热，饮食少，请告南还，而伏蓐者三年。里有吴君九宜者，沈考功西席也。

见予起后渠疾，因语行人逆予。诊其脉，皆弦细而数，面青肌瘦，大小腿肉皆削。予与言：此病得之禀气弱，下虚多内，以伤其阴也。在燕地又多寒。经云：气主煦之，血主濡之。今阴血虚，则筋失养，故营不营于中；气为寒束，百骸拘挛，故卫不卫于外。营卫不行，故肢节肿而痛，痛而热，病名周痹是也。治当养血舒筋，疏湿润躁，使经络通畅，则肿消热退，而痛止矣。痛止，即以大补阴血之剂实其下元，则腿肉复生。稍愈之后，愿加珍重，年余始可出户。行人闻而喜曰：果如公言，是起白骨而肉之也。吾即未药，病似半去，惟公命剂。予先以五加皮、苍术、黄柏、苍耳子、当归、红花、苡仁、羌活、防风、秦艽、紫荆皮。服之二十剂，而筋渐舒，肿渐消，痛减大半。更以生地、龟板、牛膝、苍术、黄柏、晚蚕砂、苍耳子、苡仁、海桐皮、当归、秦艽，三十剂而肿痛全减。行人公益喜。予曰：病加于小愈，公下元虚惫，非岁月不能充实。古谓难足而易败者，阴也。须痛戒酒色，自培根本，斯饮药有效，而沉疴可除。据公六脉轻清流利，官必腰金，愿葆真以俟之，万毋自轻，来春气和，可北上也。乃用仙茅为君，枸杞子、牛膝、鹿角胶、虎骨、人参为臣，熟地黄、黄柏、晚蚕砂、茯苓、苍耳子为佐，桂心、秦艽、泽泻为使，蜜丸服,百日腿肉长完,精神复旧。又喜语予曰:贫官何以称报,撰次公济人泽物盛德于沈考功册后,以彰盛美云。后十年,行人官至江西副宪。

——《孙文垣医案》

析要 《素问·痹论》云:"其留连筋骨间者疼久,其留皮肤间者易已。"本案患者时患痛风,上下肢皆受病,诊为周痹。痹症乃风寒湿三气杂合而至,其病日久,伤及阴液,阴液亏虚,则营不养筋,卫不卫外。法当养血舒筋,疏湿润躁,先以五加皮、苍术、苡仁、羌活、秦艽除湿通经,当归、红花、紫荆皮活血通痹,苍耳、防风疏风散寒,使患者经络气血畅通,后用滋阴之药润燥,养筋止痛。

● **医案5** 李某,女,30岁。1976年4月1日初诊。全身痛3个月,手足遇冷痛感加重,易出汗,不发热。检查:舌质暗,苔薄白,脉细弱。

立法:祛风湿,散寒通络。

方用:生黄芪18克 川芎12克 桂枝9克 鸡血藤24克 红花9克 赤芍18克 桃仁9克 丹参18克 秦艽12克 防己18克 细辛3克 松节12克 海风藤12克 海桐皮12克 甘草6克。

[二诊] (1976年4月15日) 服12剂,全身痛大减,出汗减少,纳佳。舌质略暗,苔薄白,脉细弱。前方继服。

[三诊] (1976年4月29日) 全身痛基本缓解,遇冷(冷水洗手洗衣)仍有不适感,前方继服12剂,巩固疗效。

——《郭士魁经验集》

析要 《素问·痹论》云:"风寒湿三气杂至,合而为痹也。其风气胜者为行痹,寒气胜者为痛痹,湿气胜者为著痹也。"本案病证为寒痹。寒为阴邪,其性凝滞收引,经脉不通,故以痛有定处、遇冷疼痛加重为症状特点。本案患者全身疼痛,手足遇冷加重,以痛痹表现为主,夹杂风邪、湿邪致病,故治以祛风湿、散寒通络。

3. 脾风

● **医案1** 姜某,男,26岁。久居山洼之地,又值春雨连绵,雨渍衣湿,劳而汗出,内外交杂,遂成黄疸。前医用清热利湿退黄之剂,经治月余,毫无功效,几欲不支。就诊时,黄疸指数85 U,转氨酶高达500 U。察其全身色黄而暗,面色晦滞如垢。问其二便,大便日行二三次,小便甚少。全身虚浮似肿、神疲短气、无汗而凉。视舌质淡、苔白而腻,诊脉沉迟。脉症合参,辨为寒湿阴黄之证。治宜温阳化湿退黄。

疏方：茵陈 30 克　茯苓 15 克　泽泻 10 克　白术 15 克　桂枝 10 克　猪苓 10 克　附子 10 克　干姜 6 克。

初服日进两剂，三天后诸症好转，继则日服一剂，三周痊愈。化验检查，各项指标均为正常。

——《刘渡舟临证验案精选》

析要　《素问·玉机真脏论》云："肝传之脾，病名曰脾风，发瘅，腹中热，烦心出黄，当此之时，可按可药可浴。"本案患者证属阴黄。阴黄之因，或外受寒湿之伤，或食生冷伤脾，或医者过用寒凉之药损伤脾胃，湿阻于中焦，肝胆气机疏泄不利，胆汁外溢而发生。寒湿为阴邪，故黄疸之色晦暗。本案又见便溏、虚肿、小便不利、舌淡、苔白、脉来沉迟等症，皆为一派寒湿之象，故辨为阴黄。治当健脾利湿，退黄消疸。方以茵陈蒿为主药。用五苓散温阳化气以利小便，所谓治湿不利小便，非其治也。加附子、干姜以温脾肾之阳气，阳气复，则寒湿之邪自散。

● **医案 2**　冯某，男，17 岁，高中学生，住北京市朝阳区。1995 年 2 月 8 日初诊。因突发黄疸，皮肤及巩膜皆黄，急诊住某传染病医院治。肝功能化验：ALT：2 615 IU/L，AST：9 321 U/L，ALP：1 931 U/L，GGT：1 221 U/L，BIL：8.1 mg/dl，D-BIL：4.6 mg/dl，抗 HAV-IgM（+），该院确诊为急性传染性黄疸型肝炎。因黄疸来势凶猛，急请刘老会诊。症状：目睛、皮肤、巩膜皆黄染，黄色鲜明如橘，头晕，口苦，小便黄赤，大便偏干，脘腹胀满，呕恶纳呆，午后发热（体温在 37.2~37.6℃），神疲乏力，倦怠嗜卧。舌体胖，苔白厚腻挟黄，脉弦滑而数。刘老辨为湿热蕴阻，熏蒸肝胆，疏泄不利，逼迫胆汁外溢而成黄疸。治法：疏利肝胆气郁，清热利湿解毒。

处方：茵陈（先煎）30 克　柴胡 14 克　黄芩 10 克　栀子 10 克　苍术 10 克　厚朴 15 克　陈皮 10 克　半夏 12 克　竹茹 15 克　凤尾草 15 克　水红花子 10 克　煎服。

服前方七剂，黄疸变浅，脘腹痞满，呕恶不食减轻，午后之低热已退，大便隔日一行，小便黄赤，恶闻腥荤，倦怠乏力。舌苔白腻，脉来弦滑。此乃湿热之毒难于速拔，缠绵不退，如油入面，蕴郁难分，转方用：

茵陈（先煎）30 克　大金钱草 30 克　垂盆草 15 克　白花蛇舌草 15 克　柴胡 15 克　黄芩 10 克　土茯苓 15 克　凤尾草 15 克　草河车 15 克　炙甘草 4 克　泽兰 10 克　土元 10 克　茜草 10 克。

又服前方七剂，病情大有好转，食欲大开，体力增加，大便每日一行，小便略黄。视其面、目，黄色已褪尽，肝功能化验：ALT：141 IU/L，AST：

421 U/L，ALP：1 161 U/L，GGT：35 IU/L，LDH：132 IU/L，TP：8.2 g/dl，ALB：4.6/dl，D-BIL：2.1 mg/dl。药已中鹄，嘱其再服十四剂。复查肝功能：ALT：2 IU/L，AST：231 U/L，ALP：99 IU/L，GGT：21 IU/L，LDH：135 IU/L，TP：8 g/dl，ALB：4.6 g/dl D-BIL（-）。面、目，身黄皆已退净，二便调，食欲增加，余症悉蠲，返校上课。随访半年，未再复发。

——《刘渡舟临证验案精选》

析要　本案患者为邪气入里，肝病传脾，脾湿热郁。黄疸有阴、阳之分，本案为阳黄，主要病机为湿热熏蒸肝胆、气机不利、胆汁不能正常排泄而外溢所致。湿热黄疸，临床上有湿重于热、热重于湿和湿热俱盛的不同，其论治亦有别。本案属湿热俱盛型黄疸。湿与热俱盛，蕴阻于内，致肝胆气机不利，进而影响脾胃，治当疏利肝胆、清利湿热，兼理脾胃为法。一诊方为柴胡茵陈蒿汤合平胃散加减，方中柴胡、黄芩清肝利胆，茵陈蒿清热利湿退黄，栀子清利三焦之湿热，加用平胃散之苦温以化脾胃湿浊之邪，半夏、竹茹、凤尾草、水红花子和胃化浊降逆，以清解湿热之毒。须知对湿热俱盛的黄疸，配用疏肝解毒之法，其效更捷，故二诊着重疏、利、清、活四法的综合运用，力使湿热退去之时，肝胆气机随畅，速愈。

● 医案3　王文川令郎，原伤饮食，又伤于冷菱等物，遍身发黄，眼如金色，夜发热，天明则退，腹痛手不可近，号叫通宵。市医因其黄而曰胡苕真矣。众议以草头药进。予至，急止之，曰：向以草药几误其母，复欲误其子乎！盖脾胃喜温恶寒，且此症乃食积酿成，而黄为湿热所致，法当健脾，用温暖之剂下之，湿热去而黄自退。草头药性多寒，用之是损脾土而益其疾也，可用哉？即以保和丸一钱，入备急丸五分，作一次服之，少顷泻一次，又少顷，连下三次，积物所下甚多，腹痛尽止，再与调中丸服一月，不但一身之黄尽退，而步履轻捷如飞。其父喜曰；神不误我。问其故，曰：始议进草头药者十九，而孙君独叱其非，余不能决而决于神，神允孙君，服果有效。而吴我峰、小楼等曰：亦孙君之药神尔！设无孙君，神虽灵何所显哉！众拊掌而喙。

——《孙文垣医案》

析要　《素问·通评虚实论》云："黄疸暴痛，癫疾厥狂，久逆之所生也。"本案患者冷食伤及脾胃，遍身发黄，腹痛严重。寒食伤胃，脾运化失常，气滞而逆，冷食积而生湿，气逆湿盛而冷，则化生黄疸。法当温胃健脾，除湿去黄。方用保和丸消食导滞，黄疸自退。

4. 消瘅

● **医案1** 某 口甜，是脾胃伏热未清。宜用温胆汤法。

川连 栀子 人参 枳实 花粉 丹皮 橘红 竹茹 生姜。

——《临证指南医案》

析要 《素问·奇病论》云："有病口甘者……此五气之溢也，名曰脾瘅。夫五味入口，藏于胃，脾为之行其精气，津液在脾，故令人口甘也，此肥美之所发也，此人必数食甘美而多肥也，肥者令人内热，甘者令人中满，故其气上溢，转为消渴。"本案为消渴之病，《内经》中称"脾瘅"，今糖尿病类属此范畴。消瘅主要病因病机为过食肥甘厚味，使脾气不运，致中满伏热。故叶氏治疗时谨遵经旨，用枳实、橘红、生姜疏散中焦气滞，川连、栀子、花粉、丹皮去其内热，人参助脾行气，使脾气复运，津液得通。

● **医案2** 某 无形气伤。热邪蕴结，不饥不食，岂血分腻滞可投？口甘一症，内经称为脾瘅，中焦困不转运可知。（中虚伏热）

川连 淡黄芩 人参 枳实 淡干姜 生白芍。

——《临证指南医案》

析要 《内经》认为脾瘅是因过食肥美滋生内热，湿热壅于中焦，脾气上溢于口出现口甘，久则或转为消渴。本案患者为脾瘅，其邪热壅于中焦，胸脘痞满，口中泛甜，因而不饥不食，《内经》中以兰治疗脾瘅，目的为除肥甘所酿陈腐之气。本案中叶桂以人参扶助正气，佐以辛开苦寒之品泻热，枳实破气散痞，有佩兰除陈气之意。

● **医案3** 尹左 诊脉左三部弦数，右三部滑数，太溪细弱，趺阳濡数。见症饮食不充肌肤，神疲乏力，虚里穴动，自汗盗汗，头眩眼花。皆由阴液亏耗，不能涵木，肝阳上僭，心神不得安宁，虚阳逼津液而外泄则多汗，消灼胃阴则清谷。头面烘热，汗后畏冷，营虚失于内守，卫虚失于外护故也。脉数不减，颇虑延成消症。姑拟养肺阴以柔肝木，清胃阴而宁心神，俾得阴平阳秘，水升火降，方能渐入佳境。

大生地四钱 抱茯神三钱 潼蒺藜三钱 川贝母二钱 浮小麦四钱 生白芍一钱五分 左牡蛎四钱 熟女贞三钱 天花粉三钱 肥玉竹三钱 花龙骨三钱 冬虫夏草二钱 五味子三分。

［二诊］ 心为君主之官，肝为将军之官，曲运劳乎心，谋虑劳乎肝，心肝之阴既伤，心肝之阳上亢，消灼胃阴，胃热炽盛，饮食入胃，不生津液，既不能灌溉于五脏，又不能输运于筋骨，是以饮食如常，足膝软弱。汗为心之液，心阳逼津液而外泄则多汗；阴不敛阳，阳升于上则头部眩晕、面部烘热，且又

心悸。胃之大络名虚里，虚里穴动，胃虚故也。脉象左三部弦数，右三部滑数，太溪细弱，趺阳濡数，唇红舌光，微有苔意，一派阴液亏耗、虚火上炎之象，此所谓独阳不生、独阴不长也。必须地气上升，天气始得下降。拟滋养肺阴，以柔肝木，蒸腾肾气，而安心神。务使阴阳协和，庶成既济之象。

北沙参三钱　抱茯神三钱　五味子三分　肥玉竹三钱　天麦冬各二钱　左牡蛎四钱　生白芍二钱　川贝母二钱　大生地四钱　花龙骨三钱　潼蒺藜三钱　制黄精三钱　浮小麦四钱　金匮肾气丸（包）四钱。

[三诊] 饮食入胃，不生津液，始不为肌肤，继不为筋骨，书谓食亦见症，已著前章矣。阴液亏耗，肝阳上僭，水不制火，火不归宅。两进养肺阴以柔肝、益肾阴而安心神之剂，尚觉合度。诊脉弦数较和，细数根据然，仍守原意出入，俾得阴阳和协，水火既济，则入胃之饮食，自能生化精微，灌溉于五脏，洒陈于六腑。第是恙延已久，断非能克日奏功也。照前方去金匮肾气丸、五味子、制黄精，加淮山药三钱、盐水炒杜仲三钱、上桂心四分。

——《丁甘仁医案》

析要 《灵枢·师传》云："胃中热，则消谷，令人悬心善饥。"《内经》中记载有膈消、肺消、消中、脾瘅、肾消，其中消中是以多食易饥、心烦不宁、肌肉瘦削为主要特点。《景岳全书·卷十八》云："中消者，中焦病也，多食善饥，不为肌肉而日加消瘦，其病在脾胃，又谓之消中也。"本案患者脉皆数，症见饮食不充肌肤、神疲乏力、虚里穴动、自汗盗汗、头眩眼花。丁氏诊断其阴液亏损，肝阳上亢。治以养肺柔肝，清胃阴而宁心，使阴平阳秘，水火既济。

● 医案 4 满某，男，48 岁。病已多年，铁路医院检查空腹时血糖 14.72 mmol/L，尿糖（+++），诊断为糖尿病。

现症：烦渴引饮，小便频数，多食善饥，日渐消瘦，身倦乏力，头晕心跳，大便微结，夜寐不实，多梦纷纭。舌苔薄白，脉数，重按不满。

辨证立法：心火不降，乱梦纷纭；热灼肺阴，烦渴多饮；脾胃蕴热，清谷善饥；肝阴不足，头晕目眩；肾阴亏耗，小便频多。综观脉症，气阴两亏，精血不足，三消俱备，五脏皆损，证候复杂。证属肝肾不足，气阴两伤。拟用益气阴，滋肝肾，补心脾法图治。

处方：生黄芪 30 克　薏苡仁 30 克　寸冬 10 克　怀山药 18 克　五味子 10 克　元参 12 克　人参 5 克　乌梅肉 5 克　绿豆衣 12 克　天花粉 12 克　山萸肉 12 克　桑螵蛸 10 克　远志 10 克　何首乌 15 克　云茯苓 10 克　大生地 12 克。

[二诊] 前方服七剂后，烦渴解，尿次减，饮食如常，夜寐转佳，精神舒

畅。空腹时血糖已降至 5.5 mmol/L，尿糖（+），效不更方，前方再服七至
十剂。

——《施今墨临床经验集》

析要　《素问·气厥论》云："心移热于肺，传为膈消。"膈消后世又称
为上消，症见心烦口干、口渴多饮。《灵枢·师传》云："胃中热，则消谷，
令人悬心善饥。"消中，即中消。中消症见多食易饥、心烦不宁、肌肉瘦削。
《素问·刺热》云："肾热病者，先腰痛骺酸，苦渴数饮身热。"原文所述为肾
消。肾消，即后世所谓下消。下消症见口渴喜饮、身热。本案患者三消俱备，
五脏皆损，施氏拟用益气阴、滋肝肾、补心脾法治疗。方以梅花取香汤（德生
堂方）及麦门冬煎（三因方）加减为主，佐以元参、首乌、桑螵蛸、远志、
绿豆衣等味，并加用了施氏常用的生芪、山药这个药对。全方组织周密，阴阳
兼顾，所用之药均考虑到对肺、脾、肾三经上、中、下三焦的作用，以此达到
滋肾水、涵肝木、泻心火、除燥热、济精血之目的。

● **医案5**　王某，男，69岁。体态素丰，精力充沛，近两个月来，消瘦甚
速，疲乏无力，烦渴多饮，半夜干渴致醒，饮后才能再睡，尿量极多，稍一行
动即觉出汗，纳少无食欲。苔白而糙，脉象虚数。

辨证立法：饮一渡二是属下消，脾阳虚则易汗，津伤则饮。胃主卫，卫气
不固，胃弱不食，以致日渐消瘦、体倦无力、脉象虚数。证属气阴两伤，法当
补中、生津，兼助消化法。年近古稀，行动不便，本方可作常服。

处方：生黄芪30克　鸡内金（焙）10克　谷麦芽各10克　天花粉12克
黑元参10克　野於术6克　生石膏18克　西党参10克　佩兰叶10克　绿豆
衣12克　金石斛6克　鲜石斛6克　生白果12枚（连皮打）。

——《施今墨临床经验集》

析要　《灵枢·邪气脏腑病形》云："肾脉急甚为骨癫疾……微小为消
瘅。"《素问·刺热》云："肾热病者，先腰痛骺酸，苦渴数饮身热。"《医门法
律·消渴论》云"小便浑浊如膏，饮一溲一，肾消之证见矣"，即肾消症状可
见口渴喜饮、身热尿多。本案患者平素体态丰盈，近两个月突然消瘦，口渴多
饮，尿量增多，动则汗出，苔白而糙，脉象虚数。施氏诊断其为下消气阴两伤
证，用补中生津法，脾胃和则营卫调，气固则津不外泻，出汗及尿多等症状自
能缓解。

● **医案6**　常熟汪东山夫人，患消证，夜尤甚，每夜必以米二升煮薄粥二
十碗，而溲便不异常人。此乃为火所烁也。先延郡中叶天士，治以乌梅、木瓜
等药敛其胃气，消证少瘥。而烦闷羸瘦，饮食无味，余谓此热痰凝结，未有出

路耳。以清火消痰，兼和中开胃调之，病情屡易，随证易方，半年而愈。

——《洄溪医案》

析要 《素问·阴阳别论》云："二阳结谓之消。"二阳王冰注曰："谓胃及大肠俱热结也。肠胃藏热，则喜消水谷。"徐氏先以清火消痰，兼和中开胃之法调之。由于本案消渴日久，气血阴阳俱损，五脏皆虚，变证亦多。故随后遵循《素问·至真要大论》中"有者求之，无者求之，盛者责之，虚者责之"的原则，随证易方。如此，半年方愈。

5. 瘰疬

● **医案 1** 一室女年十七，患瘰久不愈，月水尚未通，发热咳嗽，饮食少思。有老妪欲用巴豆、肉桂之类先通其经。予谓：此症潮热，经候不调者，不治。但喜脉不涩，且不潮热，尚可治，须养气血，益津液，其经自行。彼惑于速效之说，仍用之。薛曰：非其治也。此类乃慓悍之剂，大助阳火，阴血得之则妄行，脾胃得之则愈虚。经果通而不止，饮食愈少，更加潮热，遂致不救。

——《续名医类案》

析要 《素问·上古天真论》云："女子七岁，肾气盛，齿更发长。二七而天癸至，任脉通，太冲脉盛，月事以时下，故有子。"本案过期不至，是为失常，必有所因，临床常见七情不隧。忧愁思虑则伤心，心伤则血逆竭，血逆竭则神色先散，而月水先闭也。火既受病，不能荣养其子，故不嗜食。脾既虚，则金气亏，导致咳嗽。水气绝，故四肢干。木气不充，故多怒、鬓发焦、筋骨痿。等到五脏传遍，难逃一死，这种情况是最难治疗的。由于病起于五脏之中，药力不可及也。若患者能改变心志，用药扶接，如此则可得九死一生。

● **医案 2** 杨乘六治俞某患瘰，左右大小十余枚，俱坚硬如石，头项肿大，不能转侧，吐血咳嗽，梦遗半年。皆服滋阴降火、固精伐肝之剂。脉之，弦劲中兼见躁动，左关尺独紧，细如刃，口舌青嫩而胖滑。知其肝胆用事，肝胆先病，延及心脾。其咳嗽不绝者，肝气虚逆，痰随气上也；其梦泄不止者，肝血亏损，疏泄失职也；其瘰疬肿大，肝火郁结不疏也。乃以养荣汤，内加肉桂，月余已有痊意。更以前方佐归脾养心，二方消息守服，三月而愈。

——《续名医类案》

析要 《灵枢·寒热》云："寒热瘰疬在于颈腋者，皆何气使生？岐伯曰：此皆鼠瘘寒热之毒气也，留于脉而不去者也。"夫瘰之病，属三焦、肝、胆二经，怒火导致风热血燥，或肝、肾二经精血亏损、虚火内动，或恚怒气逆，病候多生于耳前后项腋间，结聚成核。

● **医案 3**　薛立斋治一妇人，患瘰疬，延至胸腋，脓水淋漓，日久五心烦热，肢体疼痛，头目昏重，心忪颊赤，口干咽燥，发热盗汗，食少嗜卧，月水不调，脐腹作疼。谓非疮故，乃血虚而然也。服逍遥散月余，少可。更服八珍汤加丹皮、香附，又月余而经通。再加黄芪、白术，两月余而愈。

——《续名医类案》

析要　《素问·生气通天论》云："陷脉为瘘，留连肉腠。"本案瘰疬日久溃脓，穿破皮肤，脓水清稀，夹有败絮状物质，此愈彼溃，形成窦道或瘘管。此为肝肾二经精血亏损，虚火内动，从而虚热则生。丹溪曰："瘰不系膏粱丹毒火热之变，因虚劳气郁所致。"宜补形气，调经脉，其疮自然消散。

6. 疝

● **医案 1**　罗谦甫治赵运使夫人，年近六十，三月间病脐腹冷痛，相引胁下，痛不可忍，反复闷乱，不得安卧。乃先灸中庭穴，在膻中下寸六分陷者中，任脉气所发，灸五壮，或二七、三七壮；次以当归四逆汤，归尾七分，桂、附、茴香、柴胡各五分，芍药四分，茯苓、延胡、川楝各三分，泽泻一分，数服愈。

——《古今医案按》

析要　《素问·脉解》云："厥阴所谓癞疝，妇人少妇肿者，厥阴者辰也，三月阳中之阴，邪在中，故曰癞疝少腹肿也。"本案三月间脐腹冷痛，痛引胁下，为阴邪积聚于中，循厥阴肝经发病，故发生脐腹冷痛，相引胁下，故罗谦甫用温灸法及温性药物，温经散寒，养血通脉。

● **医案 2**　滑伯仁治一妇，病寒为疝，自脐下上至心皆胀满攻痛，而胁疼尤甚，呕吐烦满，不进饮食脉两手沉结不调。此由寒在下焦，宜亟攻其下，毋攻其上。为灸章门、气海、中脘，服元胡、桂、椒，佐以茴木诸香、茯苓、青皮等，十日一服温利丸药，聚而散之也，果效。

——《名医类案》

析要　《素问·长刺节论》云："病在少腹，腹痛不得大小便，病名曰疝，得之寒。"本案妇人脐下上至心皆胀满，胁肋更甚，呕吐烦闷，不进饮食，遇到寒冷于是腹痛加重。故滑伯仁灸章门、气海、中脘及温性药物，温而散寒。

● **医案 3**　詹　老年久疝，因嗔怒而肿大热痛。肝失疏泄，火腑湿热蕴结不通。温补升阳回谬，盖肝性主刚，湿闭反从燥化。此龙胆苦坚不应，议柔苦制热，反佐辛热，以开血中郁痹。用东垣滋肾丸。

——《临证指南医案》

析要 《灵枢·经脉》云："肝足厥阴之脉……是动则病腰痛不可以俯仰，丈夫㿉疝。"本案患者年老久疝，因大怒而红肿热痛，乃肝失疏泄，勿用温补升阳之品，叶桂采用柔苦制热之品，开血中郁痹。

● **医案4** 西城赵某，秋季因受外邪，引起疝气旧患，寒热似疟，右睾丸坠大，牵引少腹而痛。凡解表及治疝药，均遍尝不效，特远道求诊于予。予用柴桂各半汤，加川楝、茴香、木香、吴茱萸，以和解少阳兼散寒行气，二帖，寒热即退，疝痛亦轻。再服补中益气汤加味，而疝全除。

——《清代名医医话精华》

析要 《素问·长刺节论》云："病在少腹，腹痛不得大小便，病名曰疝，得之寒。"本案病在少腹，腹痛且大小便不通，病名为疝，受寒所致。患者因秋季外受风寒，引起疝气旧患，说明风寒为致疝主要因素。因寒性凝滞，其气收引，往往导致经脉不行、气滞不通而出现肿胀疼痛，故用和解少阳、散寒行气、补气除湿之法。

● **医案5** 治项疮案。一妇壮年，项疮三日，其形径对前口，彼家相畏，人胖不当疮发此穴也。予视顶高脚活，虽发不妨。彼欲内消之方妥，予曰：药消则不能，针消则可取。彼从之，用披针当顶针入六七分，点至软肉方住，随去瘀血，又以蟾酥条插入孔内，服蟾酥丸得大汗而解。次日疮上微脓出之渐消，尤恐内毒未尽，又用消毒清热之药数服，不出十日而安。大抵凡欲消疮，先断根本，次泄毒气，使毒自衰无得内攻为妙。

——《外科正宗》

析要 《灵枢·痈疽》云："阳留大发，消脑留项，名曰脑烁，其色不乐，项痛而如刺以针，烦心者死不可治。"本案患者项疮形径大如口，陈实功以披针刺入，排出瘀血，用蟾酥条插入，既可解毒消肿，又有外科引流排出瘀血之用，再服蟾酥丸等清热解毒消肿之品以解内毒，内外施治，颇见奇效。陈实功用披针破痈疽，其在《外科正宗》卷四云："披针，古之多用马衔铁为之，此性软，不锋利，用之多难入肉，今以钢铁选善火候铁工造之，长二寸，阔二分半，圆梗扁身，剑脊锋尖，两边芒利，用之藏手不觉，入肉深浅自不难也。"《灵枢·九针论》云："铍针，取法于剑锋，广二分半，长四寸，主大痈脓，两热争者也。"陈氏披针与九针之铍针除长短不同外，其形状都类似剑锋，两侧锋利，便于刺破皮肤、排出腐肉瘀血。陈氏善用披针治疗痈疽，兼用内服药，故效。

7. 虫病

• **医案1** 古有一人，忽患一疾。凡恶心则吐虫数条，后乃频作，累治不效。每用杀虫药，则吐虫愈多。招孙尚先生诊之曰：六脉皆细，非虫也。今虽吐虫，乃脏寒而虫不安，失居上膈，因而吐出。复用杀虫药，虫为药所苦，不能自安，所以虫吐愈多也。硫黄、附子各一两，为末，粳米糊丸，每服三十丸，饮下之。五日后，再不吐虫，而痛亦止。

——《赤水玄珠》

析要 《灵枢·上隔》云："喜怒不适，食饮不节，寒温不时，则寒汁流于肠中，流于肠中则虫寒，虫寒则积聚，守于下管，则肠胃充郭，卫气不营，邪气居之。"肠胃虫证主要病因病机为喜怒不能适度，饮食不加节制，衣着不能随气候变化增减，时而衣少身寒，时而衣多过暖，以致损伤胃气；胃如受寒，则寒汁流于肠内；寒汁流肠内，则肠内寄生之虫感觉寒冷；虫觉寒冷，就会拥挤在一起，聚守于下脘部，以致卫气失于卫护，邪气留止其中。本案患者恶心吐虫，用杀虫药则吐虫愈多。本案为脏寒虫不安，用杀虫药，虫动不安，所以吐虫，用硫黄、附子温脏止痛，虫止则痛亦止。

• **医案2** 京口都统戴公字鲁望，大解出寸白虫，甚至不解时三五条自行爬出。予曰：此脾虚生湿，湿热生虫，虫有九种，惟寸白虫居肠胃中，时或自下，乏人筋力，耗人精气。其虫子母相生，渐大而长，亦能杀人。于是以归脾去芪，加苦楝根、使君子肉，又加榧子肉为引，公问榧子肉何为？对曰：能杀虫。问可常吃否？曰：可。公服药二帖，虫较减而未尽。公乃买榧子一斤，无事服之，日尽半斤许，次日又服，大便后忽下虫二尺余长，嘴尾相衔，以物挑之，寸寸而断。榧子肉原可治虫，而专用多服，竟除寸白虫之根，书所未载，可谓奇矣。后有李氏子，虫蚀其肛，有似狐惑症。予代调理外，亦教其专食榧子肉，亦下寸白虫二尺余而愈。然则斯方竟可传矣。

——《仿寓意草》

析要 《灵枢·邪气脏腑病形》云："脾脉急甚为瘛疭……微滑为虫毒蛕蝎腹热。"《内经》指出脾脉若微滑，则表明肠中有蛔虫等寄生虫病，伴见腹中发热的症状。本案患者便中带虫，甚至不便时虫自行爬出，李冠仙认为此症为脾虚生湿、湿热生虫，使人精疲乏力，消耗精气，故用归脾汤加减，益气补血、健脾养心，必用排虫杀虫之剂以除后患。

• **医案3** 《衍义》有人病心腹满烦，弥二岁。诊曰：腹有虫，误食发而然。令饵雄黄一剂，少刻吐一碗（疑为"蛇"），如拇指，无目，烧之有发气乃愈。此杀毒虫之验也。

——《赤水玄珠》

析要　《灵枢·五味论》云："甘入于胃，其气弱小，不能上至于上焦，而与谷留于胃中者，令人柔润者也，胃柔则缓，缓则虫动，虫动则令人悗心。"胃柔则胃中的寄生虫蠕动，虫蠕动，则使人心冈。用雄黄一剂，为杀虫经验方。

第五章

运　气

1. 乙酉岁案

● **医案 1** 张意田乙酉岁治一人，忽患泄泻数次，僵仆不省，神昏目瞪，肉𥆧口噤，状若中风。脉之沉弦而缓，手足不冷，身强无汗，鼻色青，两颐红，此肝郁之复也。用童便、慈葱热服稍醒，继以羌活、防风、柴胡、钩藤、香附、栀子之属，次用天麻白术汤，加归、芍、丹、栀而愈。或问：肝郁之复，其故云何？曰：运气不和，则体虚人得之。本年阳明燥金司天，金运临酉为不及，草木晚荣，因去冬晴阳无雪，冬不潜藏。初春，乘其未藏，而草木反得早荣矣。燥金主肃杀，木虽达而金胜之，故近日梅未标而吐华，密霢凄风，交乱其侧，木气郁极，则必思复，经所谓偃木飞沙，筋骨掉眩，风热之气，陡然上逆，是为清厥。今其脉沉弦而缓，乃风木之热象，因审量天时，用童便慈葱，使之速降浊阴，透转清阳，则神气自清。用羌、防等以疏风木，香附、栀子解汗而清郁火，再用天麻白术汤加归、芍、丹、栀，培土清火，畅肝木以成春，虽不能斡旋造化，亦庶几不背天时也已。

　　　　　　　　　　　　　　　　　　　　　　——《续名医类案》

　　析要　乙酉之岁，金运不及，全年火气偏盛，酉年为阳明燥金司天，上半年燥气主事；下半年少阴君火在泉，火气主事。运气结合，则可知全年的气候特点为燥气和火气偏盛。金不能克制肝木，肝木郁极生火，再加火气为全年主气，同气相求，加重了本案患者肝郁化火之事，故发生"僵仆不省，神昏目瞪，肉𥆧口噤，状若中风"等症，治疗以疏肝解郁、清热息风。

● **医案 2**　李　四十六岁，乙酉四月十六日。胃痛胁痛，或呕酸水，多年不愈。现在六脉弦紧，皆起初感燥金之气，金来克木，木受病，未有不克土者。土受病之由来，则自金克木始也，此等由外感而延及内伤者，自唐以后无闻焉。议变胃而受胃变法，即用火以克金也。又久病在络法：

　　公丁香一钱　茯苓五钱　枳实四钱　川椒炭三钱　苡仁五钱　生姜五钱半夏五钱　陈皮三钱　四帖。

　　[二十三日]　复诊仍用原方四帖。

　　[五月初二日]　现在胃痛胁痛吐酸之症不发，其六脉弦紧不变，是胸中绝少太和之气，议转方用温平，刚燥不可以久任也。

　　桂枝四钱　茯苓五钱　生姜三钱　陈皮三钱　大枣二枚　炙甘草二钱　半夏五钱　干姜二钱　苡仁五钱　白芍四钱。

　　服之如无弊，可多服。

　　[十一日]　诊脉已回阳，去干姜，减桂枝之半。

　　[二十四日]　复诊脉仍紧，原方加：益智仁二钱，服三帖愈。

　　　　　　　　　　　　　　　　　　　　　　——《吴鞠通医案》

析要　《素问·五常政大论》云："阳明司天，燥气下临，肝气上从……胁痛目赤。"本案患者于乙酉年就诊，该年是阳明燥金司天，患者感受燥金之邪气，金克木，故肝木受邪，脾土被困，为肝燥之病。法当助火以克金气。方用公丁香、川椒炭、生姜以助火之气，半夏、陈皮、茯苓、苡仁、枳实以行气燥湿化痰。三诊以温补之剂扶助正气，五诊去火性强烈之药，加益智仁以温脾肾。

2. 乙亥岁案

● **医案 1**　仁和胡次瑶孝廉令正。乙亥仲夏徒患肢麻昏晕，速余往视。面微红，音低神惫，睛微赤，舌苔微黄，足微冷，身做汗，胸微闷，脉微弦。乃本元素薄，谋虑萦思，心火上炎，内风随以上僭也。不可误以为痧毕，而妄投香燥辛散之品。以人参、龙、蛎、菖、连、石英、麦冬、小麦、竹叶、莲于心为方，两服而安，寻与平补善其后。

——《归砚录》

析要　《素问·至真要大论》云："厥阴司天，客胜则耳鸣掉眩，甚则咳。"厥阴司天之岁客气胜则病多耳鸣、振掉、眩晕，甚至咳嗽。乙亥仲夏，厥阴风木司天，主气厥阴风木，客气少阳相火，少阳之胜，烦心心痛，心火上炎，肝风内动，故王孟英摒弃香燥辛散之品，治以咸寒，佐以甘咸，以甘泻之，处方多用咸寒、甘淡等药物。

● **医案 2**　运用运气学说辨证治疗脊髓灰质炎。1959 年为己亥年，中运属阴土少宫，司天为厥阴风木，在泉是少阳相火，春初气为厥阴风木，客气为阳明燥金。本年属厥阴风木司天，司天主上半年之气，因此春季仍为厥阴风木盛令。从中运看"岁土不及，风及大行"，原因是土不及则水胜，水生木。因而风盛行，病多飧泄、筋惕肉瞤、腹胀、肢不能举、掉眩巅疾，所表现的征象与夏秋季因湿热导致"痿""痹"的症状有所不同。从龙溪专区医院中医科收治患者中的 7 例来看，均为儿童，年龄最小的 1 岁，最大者 9 岁，皆经西医确诊。发病过程中表现有的头晕突然昏倒，有的口噤不会说话，有的上下肢瘫痪不能活动，有的闻振动声而惊跳，有的并发眼球斜视、四肢抽搐。这些症状皆属肝阳上升、肝风内动而非风寒湿三气合而为痹，说明疾病的发生与运气学说（中运、司天）有着比较密切的关系。且治疗中并未使用一般清热逐湿的方药，而是根据运气学说辨证，一般用生地、白芍、当归、石决明、牛膝、桑寄生、钩藤、地龙等镇肝凉肝活血。上下肢瘫痪或酸痛则佐以四藤片、虎潜片以驱风通络，另外配合临床所见的兼症分别用药而收到迅速的疗效（部分病例配合西药抗生素及新斯的明治疗，后期一般配合针刺）。具体说，如发高热、头痛、神昏用羚羊角平肝阳以降热，喉痹则加六神丸（雷氏）治疗。其疗程最短者10天，最长者50天，平均22天治愈，由此说明运气学说作为探讨病因、诊断和治疗似有一定的意义。

——福建中医药，1962（2）：34

析要 己亥之岁，岁运为土运不及，司天之气为厥阴风木，在泉之气为少阳相火。初之气客气虽为阳明燥金，但主气仍行厥阴风木之令，因为司天厥阴主管上半年。该年岁运与司天之气的关系为气（木）克运（土），气盛运衰，因此会出现相应的气候、物候及病候表现。综合病证表现其病机属肝阳上亢、肝风内动，与风寒湿及湿热导致的"痿""痹"明显不同。可见，病证的发生及表现与该年运气密切相关。因此，根据运气理论及病证表现运用镇肝凉肝活血之法辨证加减治疗显效。

3. 丙寅岁案

● 医案 至元丙寅六月，时雨霖霪，人多病湿瘟。真定韩君祥，因劳役过度，渴饮凉茶，及食冷物，遂病头痛，肢节亦疼，身体沉重，胸满不食。自以为外感内伤，用通圣散二服，添身体困甚。医以百解散发其汗（汗。）。越四日，以小柴胡汤二服，复加烦热躁渴。又六日，以三承气汤下之（下。），躁渴尤甚。又投白虎加人参、柴胡饮子之类（清。），病愈增。又易医，用黄连解毒汤、朱砂膏、至宝丹之类，至十七日后，病势转增，传变身目俱黄，肢体沉重，背恶寒，皮肤冷，心下痞硬，按之则痛（心下痛，按之硬，手少阴受寒，足少阴血滞，执按之而痛为实，则误。），眼涩（眼涩湿毒。）不欲开，目睛不了了，懒言语，自汗，小便利，大便了而不了，（此痞痛，按之痛为阴症，故小便利，大便了而未了，理中汤佳。）罗诊其脉紧细（寒。），按之空虚（下焦无阳也。），两寸脉短，不及本位。此证得之因时热而多饮冷，加以寒凉寒药过度，助水乘心，反来侮土，先因其母，后薄其子。经曰：薄所不胜，乘所胜也。时值霖雨，乃寒湿相合，此为阴症发黄明也（身无汗，际颈而还，小便不利，则发黄。今身自汗，小便利而发黄，明属寒湿。）。罗以茵陈附子干姜汤主之（茵陈附子干姜汤：附子、干姜、半夏、草豆蔻、白术、陈皮、泽泻、枳实、茵陈、生姜。）。《内经》云：寒淫于内，治以甘热，佐以苦辛。湿淫所胜，平以苦热，以淡渗之，以苦燥之。附子、干姜辛甘大热，散其中寒，故以为主，半夏、草豆蔻辛热，白术、陈皮苦甘温，健脾燥湿，故以为臣，生姜辛温以散之，泽泻甘平以渗之，枳实苦微寒，泄其痞满，茵陈苦微寒，其气轻浮，佐以姜、附，能去肤腠间寒湿而退其黄，故为佐使也。煎服一两，前症减半，再服悉去。又与理中汤服之，数日，气得平复。或者难曰：发黄皆以为热，今暑隆盛之时，又以热药，治之而愈，何也？（此辨不可少。）罗曰：主乎理耳。成无己云，阴症有二，一者始外伤寒邪，阴经受之，或因食冷物，伤太阴经也。一者始得阳症，以寒治之，寒凉过度，变阳为阴也。今君祥因天令暑热，冷物伤脾，过服寒凉，阴气太胜，阳气欲绝，加以阴成寒湿相合发而为黄也。仲景所谓当于寒湿中求之。李思顺云：解之而寒凉过剂，泻之而逐寇伤君。正以此耳。圣贤之制，岂敢越哉？或曰：洁古之学，有自来矣。

——《名医类案》

析要　丙寅之岁，岁运为水运太过，气候特点是寒气偏盛。寅年客气的司天之气是少阳相火，上半年火气主事，下半年厥阴风木在泉，风气主事。运气综合分析，则可知寒、热和风是本年气候特点。本案患者因热而多饮冷，丙寅为水太过，寒气偏盛，再加以寒凉用药过度，助水乘心，反来侮土；时值霖雨，乃寒湿相合，湿困脾胃，少阳相火司天，上半年火气主事，下半年风木在泉，湿与火气相和，熏蒸肝胆，风木盛行，肝气疏泻过度，导致胆汁外溢，所以"传变身目俱黄，肢体沉重，背恶寒，皮肤冷，心下痞硬，按之则痛"。罗氏以茵陈附子干姜汤主之（茵陈附子干姜汤：附子、干姜、半夏、草豆蔻、白术、陈皮、泽泻、枳实、茵陈、生姜）。煎服一副，前症减半，再服悉去。又与理中汤服之，数日，气得平复。

4. 丁丑岁案

• **医案**　陈某，女，49岁，1937年10月出生。1985年6月2日初诊。患者上腹胀痛两个月。前医皆谓是胃痛，而予二陈汤、香砂六君子汤等治疗，不效。郁闷不舒，食后痛甚，日渐消瘦。吾考虑其病理定位在肝肺，嘱做超声检查，发现胆道内结石。拟以疏肝利胆。

醋柴胡9克　郁金、海浮石、炒白芍、枳壳各10克　大黄4克　焦山楂12克　煅牡蛎20克　金钱草30克。

6剂后，症状消失，饮食如常，精神振作。嘱用"利胆片"回家治疗。

——运气学说临床运用验案选介，四川中医，1990（8）：15

析要　本案患者胎儿期经丁丑年"岁木不及，燥气乃行，生气失应"的运气环境，木受金克，肝脏受邪。其后天表现出了胆腑病变，说明仍然与肝之气血密切相关。故采用了治肝之法，选用酸味白芍、山楂益肝气，以咸味牡蛎、金钱草等软坚散结，再配以柴胡、大黄以疏导，疗效迅速。

5. 丁未岁案

● **医案** 沈明生治沈翰臣妇咳嗽发热，或认为不足，遂用六味地黄汤，以滋阴分，既而咳进更剧。诊之脉浮且数，风热干乎肺家，宜用疏表之剂。服下遍身发出红疹，二剂咳差缓，而仍未透。更用辛凉等味，以清表热，仍嗽，复作泻不已。咸归咎寒凉。沈笑曰：非也。肺受风邪，邪变为热，经云：邪并于阳，则阳热而阴虚。始则疹在欲出之际，火上炎于手太阴而作嗽。今则疹在欲收未收之时，热下移于手阳明而作泻。是属斑疹家常候，何足怪乎？行且止矣。果越两日，而嗽宁泻止，身凉疹退。按：斑疹之候虽异，斑疹之治略同。是岁丁未湿土司天，而春夏之交，燥旱殊甚，盖犹袭乎昨岁燥金在泉之余气耳。是以初当凉解，而不利乎温散，次当寒润，而不利于温补。六味地黄丸之属虽若相宜，然质浊味厚，不惟不能达表，抑且锢蔽外邪，施诸疹退而余热未清之时，稍为近理。今初热始嗽，辄为用之，是非滋阴，乃滋害也。况以丸为汤，已非古人本意，而专投泛用，尤乘病变之机，自来善用六味者（何曾善用，止可谓之滥用。），无过薛立斋。假使九原可作，视近日之汤法盛行，能无掩口胡卢哉。

——《续名医类案》

析要 丁未之岁，岁运为木运不及，全年气候特点是燥气偏盛。未年客气的司天之气为太阴湿土，上半年湿气主事，下半年太阳寒水在泉，寒气主事。春夏之交，燥旱殊甚，盖犹袭乎昨岁燥金在泉之余气耳，初当凉解，而不利乎温散，六味地黄恋邪，诸疹退而余热未清。故沈氏曰：肺受风邪，邪变为热，故以疏散风热为主，而嗽宁泻止，身凉疹退。

6. 丁酉岁案

● **医案** 刘云密曰：丁酉腊，人病头痛恶风，鼻出清涕，兼以咳嗽痰甚，一时多患此。用冬时伤风之剂而愈者固多，然殊治者亦不少。盖是年君火在泉，终之气，乃君火，客气为主气寒水所胜。经曰：主胜客者逆。夫火乃气之主，虽不同于伤寒之邪入经，然寒气已逆而上行，反居火位，火气不得达矣。所以虽同于风，投以风剂如羌活辈则反剧，盖耗气而火愈虚也。至于桂枝汤之有白芍，固不得当，即桂枝仅泄表实，而不能如麻黄能透水中之真阳以出也。故愚先治其标，用干姜理中汤佐五苓散，退寒痰寒水之上逆。乃治其本，用麻黄汤去杏仁；佐以干姜、人参、川芎、半夏，微微取汗。守此方因病进退而稍加减之，皆未脱麻黄，但有补剂，不取汗矣。病者乃得霍然。

——《续名医类案》

析要　丁酉之岁，岁运为木运不及，全年气候特点是燥气偏盛。酉年客气的司天之气为阳明燥金，上半年燥气偏盛；下半年少阴君火在泉，火气偏盛。运气综合分析则可知燥气和火气为全年气候特点。本年主气少阳相火，客气阳明燥金，火克金，主克客，上半年为阳明燥金司天，此金可助客气之金，客气之金盛便可与主气少阳相火相争。而秋冬五气，主气阳明燥金，客气厥阴风木，金克木，主克客，下半年为少阴君火在泉，此火可克制主气金，主气受制则无力克制客气木。终气，主气太阳寒水，客气少阴君火，水克火，主克客，为不相得中之逆。本案患者在丁酉年腊月，感受寒邪，头痛恶风，鼻出清涕，兼以咳嗽痰甚，再加主气太阳寒水，故用风剂和桂枝不足以祛邪，而以干姜理中汤佐五苓散，退寒痰寒水之上逆。用麻黄汤去杏仁，佐以干姜、人参、川芎、半夏，微微取汗，治其本。

7. 戊子岁案

● **医案**　乾隆戊子年，吾邑疫疹流行，一人得病，传染一家，轻者十生八九，重者十存一二，合境之内，大率如斯。初起之时，先恶寒而后发热，头痛如劈，腰如被杖，腹如搅肠，呕泻兼作。大小同病，万人一辙。有作三阳治者，有作两感治者，有作霍乱治者。迨至两日，恶候蜂起，种种危症，难以枚举。如此而死者，不可胜计。此天时之疠气，人竟无可避者也。原夫至此之由，总不外乎气运。人身一小天地，天地有道如是之疠气，人即有如是之疠疾。缘戊子岁少阴君火司天，大运主之，五六月间，又少阴君火，加以少阳相火，水运主之，二之气与三之气合行其令，人身中只有一岁，焉能胜烈火之亢哉？一者不按运气，固执古方，百无一效，或有疑而商之者，彼即朗诵陈言，援以自正。要之执伤寒之法以治疫，焉有不死者乎？是人之死，不死于病而死于药，不死于药而竟死于执古方之药也。予因运气，而悟疫症乃胃受外来之淫热，非石膏不足以取效耳！且医者意也，石膏者寒水也，以寒胜热，以水克火，每每投入百发百中。五月间余亦染疫，凡邀治者，不能亲身诊视，叩其症状，录受其方，互相传送，活人甚众。

——《疫疹一得》

析要　戊子之岁，岁运火运太过，气候特点是炎暑偏盛。年支子，子岁客气的司天之气是司天少阴君火，气候偏热戊子年，又为天符年，天符年气候变化剧烈，"其病速而危"。小满至大暑又加以少阳相火用事，热胜愈烈。疫疹证候表现虽似错综，但余氏认为与值年、当令运气变化密切相关，断为此疫症及胃受外来之淫热，认为非石膏不足以取效。石膏，寒也，以寒胜热，以水克火，故效。

8. 戊寅岁案

● **医案** 张意田治一人，戊寅二月间，发热胸闷不食，大便不通，小便不利，身重汗少，心悸而惊。予疏散消食药，症不减，更加谵语叫喊。诊其脉弦缓，乃时行外感，值少阳司天之令，少阳证虽少，其机显然，脉弦发热者，少阳本象也。胸闷不食者，逆于少阳之枢分也。少阳三焦内合心包，不解则烦而惊，甚则阳明胃气不和而谵语，少阳循身之侧，枢机不利，则身重而不能转侧，三焦失职，则小便不利，津液不下，则大便不通。此证宜以伤寒例，八九日下之，胸满烦惊，小便不利，谵语，一身尽重，不可转侧者，柴胡加龙骨牡蛎汤主之。如法治之，服后果愈。

——《续名医类案》

析要 戊寅之岁，岁运为火运太过，全年气候特点为热气偏盛，寅年为少阳相火司天，上半年火气主事，下半年厥阴风木在泉，风气主事。运气结合，则可知火气和风气为全年气候特点。本案患者外感，值少阳司天之令，少阳三焦内合心包，不解则烦而惊，甚则阳明胃气不和而谵语，少阳循身之侧，枢机不利，则身重而不能转侧，三焦失职，则小便不利，津液不下，则大便不通。治以柴胡加龙骨牡蛎汤主之，服后而愈。

9. 己卯岁案

● **医案** 易思兰治一儒官，仲秋末患便秘症。初因小便时秘，服五苓散、八正散、益元散俱不效。一医诊得二尺俱无脉，作下元阴虚水涸，用八味丸治之，日一服。三日大便亦秘，口渴咽干，烦满不睡，用脾约丸、润肠丸，小便日数十次，惟点滴而已，大便连闭十日，腹满难禁。众议急用三一承气汤下之，服后微利随闭，又加小腹绕脐满痛。复用舟车丸、遇仙丹，每空心一服，日利三五次，里急后重，粪皆赤白。如此半月，日夜呻吟，惟饮清米饮及茶盂许。九月终，易诊之，两寸沉伏有力，两关洪缓无力，两尺不见。易曰：关尺无恙，病在膈上，此思虑劳神气秘病也。以越鞠汤投之，香附醋炒一钱，苏梗、连翘、栀子、川芎各六分，苍术、黄芩各八分，神曲一钱，桔梗四分，枳壳五分，甘草三分，服一盂，嗳气连出，再一盂大小便若倾，所下皆沉积之物，浑身稠汗。因进姜汤一盂，就榻熟睡，睡觉觅粥。次早复诊，六脉无恙。调理气血，数日全愈。易自注曰：人身之病上下表里，虽有不同，不过一气为之流通耳。气之通塞，均于脉息辨之。今两尺皆无，众以为如树之无根，不知今年己卯燥金司天，君火在泉，己土运于中，正是南面以象君位，君火不行，两尺不相应，今两尺隐然不见，正为得卯年之令。若尺脉盛于寸，则为尺寸反矣。《经》曰：尺寸反者死。岂八味丸所能治乎。然而里急后重，赤白相杂，痛则欲解，有似乎滞下，但滞下之脉，见于两关，今关脉不浮不紧不数，其非滞下明矣。既非滞下，而用承气、舟车、遇仙等药，则元气大伤，而病愈增矣。其病源在上焦气秘，而下焦不通也。心脉居上，两寸之脉当浮，今不浮而沉，下手脉沉便知是气，气郁不行，则升降失职，是以下窍秘结，二便不顺，吸门不开，幽门不通，正此谓也。譬如注水之器，闭其上窍，则下窍不通，水安从也。用香附之辛，以快滞气，苏梗通表里之窍，连翘辛香升上，以散六经之郁火，苍术、神曲健脾导气，散中结于四肢，炙甘草以和中，少加桔梗，引黄芩、枳壳荡涤大肠之积，栀子去三焦屈曲之火而利小肠，川芎畅达肝木，使上窍一通，则下窍随开，表气一顺，则里气自畅。是以周身汗出，二便俱利，正所谓一通百通也。气秘者病之本，便闭者病之标，专治其本，故见效速也。

——《续名医类案》

析要　己卯之岁，岁运土运不及，全年气候特点风气偏盛，卯年司天之气为阳明燥金，上半年燥气主事，下半年少阴君火在泉，火气主事。运气结合，则可知风气、燥气和火气是全年气候特点。有的医者不知今年己卯燥金司天，君火在泉，己土运于中，正是南面以象君位，君火不行，两尺不相应，今两尺隐然不见，正为得卯年之令。心脉居上，两寸之脉当浮，今不浮而沉，下手脉沉便知是气，气郁不行，则升降失职，是以下窍秘结，二便不顺，吸门不开，幽门不通。用香附之辛，以快滞气，苏梗通表里之窍，连翘辛香升上，以散六经之郁火，苍术、神曲健脾导气，散中结于四肢，少加桔梗，引黄芩、枳壳荡涤大肠之积，栀子去三焦屈曲之火而利小肠，川芎畅达肝木。气秘为本，便闭为标，治其本，则速效。

10. 己巳岁案

● 医案　罗谦甫治参政商公，年六旬余。原有胃虚之症，至元己巳夏上都住，时值六月，霖雨大作，连日不止，因公务劳役过度，致饮食失节，每旦则脐腹作痛，肠鸣自利，须去一二行，乃少定，不喜饮食，懒于言语，身体倦困。罗诊其脉，沉缓而弦，参政以年高气弱，脾胃素有虚寒之证，加之霖雨，及劳役饮食失节，重虚中气。《难经》云：饮食劳倦则伤脾，不足而往，有余随之。若岁火不及，寒乃大行，民病鹜溏。今脾胃正气不足，肾水必挟木势，反来侮土，乃薄所不胜，乘所胜也。此疾非甘辛大热之剂，则不能泻水补土

（舍时从症）。虽夏暑之时，有用热远热之戒。又云：有假者反之，是从权而治其急也。《内经》云：寒淫于内，治以辛热。干姜、附子，辛甘大热，以泻寒水，用以为君，脾不足者，以甘补之；人参、白术、甘草、陈皮，苦甘温，以补脾土；胃寒则不欲食，以生姜、草豆蔻辛温，治客寒犯胃；厚朴辛温，厚肠胃；白茯苓甘平，助姜附以导寒湿；白芍药酸微寒，补金泻木，以防热伤肺气为佐也，不数服良愈。

——《名医类案》

析要 己巳岁，岁运为土运不及，风木之气偏盛。该岁司天之气为厥阴风木，岁运土受风木克制，下半年少阳相火在泉，火气主事。本案患者本有胃虚之症，时值六月上半年，厥阴风木盛行，克伤脾胃。适逢霖雨大作，连日不止，因公务劳役过度，致饮食失节，脾胃本来虚弱，大雨连连，脾阳被湿邪遏制，导致脾胃更虚弱，又由湿邪所困。故治疗健脾和胃，温阳化湿。医者用干姜、附子，辛甘大热药物温阳化湿；生姜、草豆蔻辛温，温补脾胃；用甘味人参、白术补益脾胃之气，故几帖药物即可治愈。

11. 癸丑岁案

● **医案** 雍正癸丑，疫气流行，抚吴使者属叶天士制方救之。叶曰：时毒疠气，必应司天。癸丑湿土气化运行，后天太阳寒水，湿寒合德，挟中运之火流行，气交阳光不治，疫气大行。故凡人之脾胃虚者，乃应其疠气，邪从口鼻皮毛而入，病从湿化者，发热目黄，胸满丹疹泄泻，当察其舌色，或淡白，或舌心干焦者，湿邪犹在气分，甘露消毒丹治之。若壮热旬日不解，神昏谵语斑疹，当察其舌锋干光圆硬，津涸液枯，是寒从火化，邪已入营矣。用神犀丹治之。甘露消毒丹方：飞滑石十五两，淡黄芩十两，茵陈十一两，藿香四两，连翘四两，石菖蒲六两，白蔻仁四两，薄荷四两，木通五两，射干四两，川贝母五两，生晒研末，每服三钱，开水调下，或神曲糊丸如弹子大，开水化服亦可。神犀丹方：犀角尖六两，生地一斤熬膏，香豆豉八两熬膏，连翘十两，黄芩六两，板蓝根九两，银花一斤，金汁十两，元参七两，花粉四两，石菖蒲六两，紫草四两，即用生地、香豉、金汁捣丸，每丸三钱重，开水磨服，二方活人甚众，时比之普济消毒饮云。

——《续名医类案》

析要 癸丑之岁，岁运为火运不及，全年气候特点是寒水之气偏盛，丑年司天之气为太阴湿土，上半年湿气主事；下半年太阳寒水在泉，寒气主事，气交阳光不治，疫气大行。邪从口鼻皮毛而入，病从湿化者，若寒从火化，邪已入营分，则神昏谵语斑疹。叶氏用甘露消毒丹治邪在气分，神犀丹治疗营血、开窍醒神，立竿见影。

12. 癸酉岁案

● **医案**　易思兰治宗室毅斋，年五十二，素乐酒色。九月初，忽倒地，昏不知人，若中风状，目闭气粗，手足厥冷，身体强硬，牙关紧闭。有以为中风者，有以为中气中痰者，用乌药顺气散等药俱不效。又有作阴治者，用附子理中汤，愈加痰响。五日后召易，诊六脉沉细紧滑，愈按愈有力，问曰：此何病？曰：寒湿相搏痉病也。痉属膀胱，当用羌活胜湿汤主之。先用稀涎散一匕，吐痰一二碗，昏愦即醒，随进胜湿汤六剂全愈。以八味丸调理一月，精神复常。其兄宏道问曰：病无掉眩，知非中风，然与中气中痰夹阴，似亦无异，何以独以痉名之？夫痉缘寒湿而成，吾宗室之家，过于厚暖有之，寒湿何由而得？易曰：运气所为，体虚者得之。本年癸酉，戊癸化火，癸乃不及之火也。经曰：岁火不及，寒水侮之，至季夏土气太旺，土为火子，子为母复仇，土来制水。七月八月土气是湿，客气是水，又从寒水之气，水方得令，不服土制，是以寒湿相搏，太阳气郁而不行。其症主脊背项强，卒难回顾，腰似折，项似拔，乃膀胱经痉病也。宏道曰：痉缘寒湿而成，乌药顺气等药，行气导痰去湿者也，附子理中去寒者也，何以不效？用胜湿汤何以速效？易曰：识病之要，贵在认得脉体形症。用药之法，全在理会经络运气，脉症相应，药有引经，毋伐天和，必先岁气，何虑不速效耶？夫脉之六部俱沉细紧滑，沉属里，细为湿（此句可疑。《脉诀》以濡为湿，并无以细为湿之说），紧为寒中，又有力而滑，此寒湿有余而相搏也。若虚脉之症，但紧细而不滑。诸医以为中风，风脉当浮，今不浮而沉，且无眩掉等症，岂是中风。以为中气、中痰，痰气之脉不紧，今脉紧而体强直，亦非中气、中痰，故断为痉病。前用乌药、附子理中汤，去寒不能去湿，去湿不能去寒，又不用引经药，何以取效？胜湿汤：藁本、羌活，乃太阳之主药，通利一身百节，防风、蔓荆能胜上下之湿，独活散少阴肾经之寒，寒湿既散，病有不瘳者乎？

——《续名医类案》

析要　癸酉之岁，岁运为火运不及，全年气候特点是寒气偏胜。酉年司天之气是阳明燥金，上半年阳明燥金司天，燥气主事；下半年少阴君火在泉，火气主事。运气结合，则可知寒气、燥气和火气为全年气候特点。岁火不及，寒水侮之，至季夏土气太旺，土为火子，子为母复仇，土来制水，寒湿相搏，太阳气郁而不行。故用胜湿汤辛温发散，祛寒化湿，通利百节，疏通经络，而痉自止。

13. 火郁岁案

● **医案**　火郁之发。天时：太虚曛翳，大明不彰，炎火行，大暑至，山泽燔燎，材木流津，广厦胜烟，土浮霜卤，止水乃咸，蔓草焦黄，风行惑言（风热交炽，人言乱惑。），湿化乃后，火本旺于夏，其气郁，故发于申未之四气。四气者，阳极之余也。民病：少气（壮火食气。），疮疡痈肿（火能腐物。），胁腹胸背，头面四肢，愤䐜胀，疡痱（阳邪由余。）。呕逆（火气冲上。），瘈疭（火伤筋。），骨痛（火伤骨。），节乃有动（火伏于节。注下火在肠胃。腹暴痛，火实于腹。），血溢流注（火入血分。），精液乃少（火烁阴分。），目赤（火入肝。），心热（火入心。），甚则瞀闷（火炎上焦。），懊恼（火郁膻中。），善暴死，火性急速（败绝真阴。），此皆火绳之为病也。

治法：火郁发之。发者，发越也。凡火郁之病，为阳为热。其脏应心与小肠三焦，其主在脉络，其伤在阴。凡火所居，有结聚敛伏者，不宜蔽遏，故因其势而解之散之，升之扬之，如开其窗，如揭其被，皆谓之发，非仅发汗也。

竹叶导赤散　治君火郁为疫，乃心与小肠受病，以致斑淋吐衄血，错语不眠，狂躁烦呕，一切火邪等症。

生地二钱　木通一钱　连翘（去隔）一钱　大黄一钱　栀子一钱　黄芩一钱　黄连八分　薄荷八分　水煎，研化五瘟丹服。

——《松峰说疫》

析要　火气被郁，至极乃作。从岁运来看，火郁有两种情况：一是水运太过之岁，水乘火而产生火郁现象；二是火运不及之岁，水乘火而产生火郁现象。从岁气来看，二之气少阴君火或三之气少阳相火用事之时，若客气是太阳寒水，则客胜主而发生火郁现象。火郁之极会因郁而发，反侮其所不胜之气，出现火气郁发、火气偏胜的气候、物候及疾病表现。治疗应遵循"火郁发之"的法则，发越被郁之火邪。导赤散清心利水养阴通淋，主治心经火热或移于小肠所致的心胸烦热、疮疡痈肿等，善治火郁之疫，以及一切火邪之症。

14. 太阳太阴司天案

● **医案**　刘宗厚治赵显宗病伤寒，至六七日，因服下药太过，致发黄。其脉沉细迟无力，皮肤凉，发躁（阴极发躁。），欲于泥中卧，喘呕，小便赤涩。先投茵陈橘皮汤（次第用药之法。），喘呕止。次服小茵陈汤半剂，脉微出（脉微出者生。），不欲于泥中卧。次日，又服茵陈附子汤半剂，四肢发热，小便二三升（用附子而小便长。），当日中，大汗而愈。似此治愈者，不一一录。凡伤寒病黄，每遇太阳、或太阴司天岁，若下之太过，往往变成阴黄。盖辰戌，太阳寒水司天，水来犯土。丑未，太阴湿土司天，土气不足，即脾胃虚弱，亦水来侵犯，多变此证也。

——《名医类案》

析要　年支是辰戌的年份，太阳寒水司天，太阴湿土在泉，水来犯土。丑未，太阴湿土司天，下半年太阳寒水在泉，寒气主事，土气不足，即脾胃虚弱，亦水来侵犯。故"凡伤寒病黄，每遇太阳或太阴司天岁，若下之太过，往往变成阴黄"。刘宗厚先投茵陈橘皮汤，治其喘呕，继服小茵陈汤，消除烦躁，后服茵陈附子汤，温中健脾化湿退黄。

15. 因时因地辨治案

● **医案**　流行性乙型脑炎与气象之间的关系研究。1955 年石家庄乙脑流行，证偏热，多呈高热神昏、舌绛脉数等症，采用清热解毒法，用白虎汤加减取效显著。1956 年北京地区多雨，其证偏湿，多见高热、胸闷、舌苔厚腻。开始以石家庄方法处理，效不佳，后按湿热治疗，疗效显著提高。1958 年广州地区乙脑流行，证属热盛湿伏，采用清热透湿法较显效。1960 年厦门乙脑流行，气值庚子，少阴君火司天，阳明燥金在泉，为金运太过之年，"岁金太过，燥气流行，肝木受邪"，发病正处处暑节气，为暑、燥、火相合而致，以白虎汤清燥金，羚羊角、全蝎、蜈蚣、地龙干平肝风；又虑暑热过盛克金，故以西洋参苦甘补土生金。138 例治愈 122 例，死亡 15 例，其中 4 例入院 24 小时死亡，故修正死亡率为 8.23%。

——福建中医药，1965（4）：1

析要　上述四个年份流行性乙脑的治疗之所以取效，是因为既本着五运六气气候变化规律来治疗，又结合地域和气候特点、病证主要表现，因时因地因人辨证论治，故虽法不同，道在于一，不拘定法是灵活应用运气理论的典型案例。

第六章

治 则 治 法

1. 在下者引而竭之

● **医案**　温巽桥子妇，吴车驾涌澜公长女也。发热恶心，小腹痛，原为怒后进食，因而成积，左脚酸痛已十日矣。南浔有陈女科，始作瘟疫疔治，呕哕益加。又作疟治，粒米不能进，变为滞下，里急后重，一日夜三十余行。陈技穷而辞去。且言曰：非不尽心，犯逆症也。下痢身凉者生，身热者死；脉沉细者生，脉洪大者死。今身热脉大，而又噤口，何可为哉？因请予治。脉之，两手皆滑大，尺部尤搏指。予曰：症非逆，误认为疫为疟，治者逆也。虽多日不食，而尺脉搏指，《内经》云：在下者引而竭之。法从下可生也。

即与当归龙荟丸一钱五分，服下，去稠积半盆，痛减大半，不食者十四日，至此始进粥一瓯，但胸膈仍饱闷不知饿。又与红六神丸二钱，胸膈舒而小腹软，惟两跨痛，小腹觉冷，用热砖熨之，子户中白物绵绵下，小水短涩。改用五苓散加白芷、小茴香、白鸡冠花、柴胡服之，至夜满腹作疼。亟以五灵脂醋炒为末，酒糊为丸三钱，白汤送下，通宵安寝，次日，精神清健，饮食大进，小水通利矣。而独白物仍下，再用香附炒黑存性，枯矾各一两，面糊为丸，每空心益母草煎汤送下二钱，不终剂而白物无，病痊愈矣。

—— 《孙文垣医案》

析要　《素问·通评虚实论》云："脉沉则生，脉浮则死。"本案患者虽身热脉大，但两手皆滑大，尺部尤搏指，症非逆。身热脉大以火热为盛，先以当归龙荟丸消火，又噤口痢以温中进食为主，再用热砖熨之。《素问·阴阳应象大论》云"其下者，引而竭之"，法从下可生也，故以五苓散加减利湿泄热，小便通利。

2. 治痿独取阳明

● **医案1**　潘左　两足软弱，步履不便，肌肤作麻，中脘痞满，恶心欲呕，脉象糊滑，苔白微腻。湿郁胃中，胃为十二经之总司，胃病则不能束筋骨而利机关，所以足膝软弱，痿症之情形也。当取阳明。

制半夏一钱五分　生熟薏仁各二钱　云茯苓三钱　川草薢二钱　汉防己一钱五分　台白术一钱五分　焦苍术一钱五分　上广皮一钱。

[二诊]　寒湿停阻胃中，呕吐恶心，频渴欲饮，咳嗽则少腹两旁牵痛，四肢脉络不舒。盖寒湿内阻，则清津不升，故口渴。阳明病则脉络不和。再温运湿邪，而降阳明。

制半夏二钱　木猪苓二钱　台白术一钱五分　川桂枝五分　白茯苓四钱　建泽泻二钱　炒竹茹一钱　老生姜（先切）一钱　王枢丹（研末先调服）

五分。

[三诊] 脉络稍和，略能安卧，恶心、呕吐、口渴俱觉减轻，胸中如有物阻。脉象沉弦。寒湿停饮，阻于阳明，大便不行，不得不暂为控逐也。

制半夏二钱　台白术一钱五分　上官桂五分　泽泻一钱五分　云茯苓四钱大腹皮一钱五分　陈皮一钱　老生姜一钱　木猪苓二钱　控涎丹（先服五分不行再服三分，姜汤下）八分。

[四诊] 脉沉弦稍起，呕吐大减，施化得行，口渴较定。然胃病则土难御木，风木大动，机关脉络失和，四肢痿软。急为柔养脉络，而和营液。

土炒杭白芍三钱　炒宣木瓜一钱五分　酒炒当归身二钱　鲜苁蓉（酒洗淡）六钱　炙黑甘草五分　天冬三钱　肥玉竹三钱　阿胶珠三钱　火麻仁三钱。

——《张聿青医案》

析要　《素问·痿论》云"治痿独取阳明"，本案病证为痿，伴有中脘痞满、恶心欲呕之兼证。脉象糊滑、苔白微腻可判断有寒湿郁于胃中，胃病则不能束筋骨而利机关，故病痿。治疗当以温胃散寒，除湿通络为主。方中以半夏、薏苡仁、茯苓、白术除去胃中湿气，以桂枝、官桂、苁蓉、火麻仁温胃散寒，以木瓜、防己通络止痛。

● **医案2**　太塘徐公，讳客者，其子弱冠，肌肉瘦削，尻膝肿大，手肘肩髃皆肿，肿处皆痛而发热。时医有作风治者，有作湿痰治者，有作鹤膝鼓槌风治者，愈治愈重，伏床褥奄奄一息耳。举家仓惶而决之蓍，椟者释策曰：易象可不死，天医上卦，第远在东方，相去百里而遥，迎而治之无恙也。因访予而迎之治。予诊其脉，六部皆弦，观其色青而白，饮食少。时当长至，予曰：此筋痿症也。书云诸痿皆不可作风治，病势几危者，以前药皆风剂耳。风能伤血，血枯则筋愈失养，况弦脉乃肝木所主，搀前而至是肝有余而脾土受敌，脾为所伤，宜饮食少、肌肉削而势将危也。《内经》曰：诸痿独取于阳明为治。阳明者，肠与胃也。法当滋补肠胃，俾饮食日加，五脏六腑有所禀受，营卫流行，气煦血濡，调养至春，淑气司令，君火主事之时，宗筋润而机关可利也。病者年虽少，而能闻言相信，恳予为治。予立方：五加皮、苡仁、甘草、苍耳子、枸杞子、回阳、人参、杜仲、黄柏、黄芪、防风。服二十剂而精神壮，腰膂健，饮食加。惟间或梦遗，则为减去杜仲而加远志、当归，三十帖而全安。此余初发之治也。

——《孙文垣医案》

析要　本案患者肌肉瘦削，尻膝肿大，脉六部皆弦，诊为筋痿。《素问·

痿论》云："思想无穷，所愿不得，意淫于外，入房太甚，宗筋弛纵，发为筋痿，及为白淫。"故法当以大补元气、补肾填精为主，使五脏六腑得其所养，精血充足，筋骨坚实则病愈。方中五加皮、苡仁祛湿通络，枸杞子、人参、黄芪补气填精，杜仲补肝肾强筋骨，黄柏清虚热，使相火不妄动。

3. 肝苦急，急食甘以缓之

● **医案** 万历龙飞二年小春月，予始游苕之东双林。于时，族兄吉泉之友吴小峰与其弟小川俱病目，专科者愈治愈重。其目始红肿，次加太阳痛，继则白星翳叠出。予诊其脉，小峰之脉，濡而缓大，两目血缕直贯瞳人，薄暮则疼。小川之脉，皆洪大鼓指，黑珠有浮翳瘢，隐涩难开，大小便皆不利。于小峰用补，先以清肝散与之。夏枯草五钱，香附四钱，甘草一钱五分，细茶五分，以彻其痛。药两进而痛止。继用人参、白茯苓、熟地黄、枸杞子、桂心、牛膝、破故纸、白蒺藜、牡丹皮。服八日而愈。于小川用泻。内用泻肝汤，及当归龙荟丸。外用象牙、冰片为末点之，七日痊愈。

——《孙文垣医案》

析要 本案患者小峰之证为下虚又为怒所激，怒则火起于肝，肝为藏血之地，故血丝贯瞳人，而薄暮作痛，方用夏枯草、香附为君，疏其肝气。《素问·脏气法时论》云："肝苦急，急食甘以缓之。"故用甘草为臣。茶能清头目，用以为使，先为去此痛。经又云：水流湿，火就燥，故复用甘温补其下元之虚，引火归元，此从治也。小川之证为厥阴肝火炽盛，肝常有余，有余者泻之，正治也。

4. 痈气之息者，宜以针开除去之

● **医案** 治背疽案。一老妇年近七旬，背疽已过半月，形势全然可畏，彼家俱置不治，怆惶整备后事，召予看童稚疮恙，见问其故，举家大小咸言待毙朝夕，予强借观可否。视之疮形半背皆肿，疮虽不高，亦不内陷，以手按之外实而内腐。老年内虚，脓毒中隔，不得外发故也。虽饮食不餐，且喜根脚两无混杂，脏腑各无败色，乃有生之症也。病家故执不信，又言签龟命卜，俱断必死，治岂生乎？予嗟可惜也！再三四日不治，内膜穿溃必死，此命陷于无辜矣。次日予心不服，自往讨治，喟然叹曰：予非相强，实见其有生，不忍舍其待死，固欲强之，医后药金分毫不取，直待患者果愈，随其酬补，何如？彼众方肯。先用葱艾汤淋洗疮上，外面俱是不腐顽肉，随用披针、利剪正中取去二寸顽肉，放通脓管，以手轻重之间捺净内蓄脓血，交流不住约有三碗。傍视者

无不点头失色，待脓血稍尽，仍换前汤洗净，用膏封贴。内用回元大成汤二服，以接补真气，后用人参养荣汤倍参术加香附，早以八味丸、八仙糕相兼调理，欲其脾健食进、腐脱肌生。况此妇谨慎调理，并未更变，不出百日，疮愈身健而安。自后方信予言无谬也。

——《外科正宗》

析要　本案患者背疽未内陷，以手按之外实而内腐。主要病因病机为老年内虚，脓毒中隔，不能外发，妇人虽然饮食欠佳，但病疽根脚肿胀处尚清晰没有混杂，脏腑也还未见败色，故认为尚可救治。治疗痈疽，《素问·病能论》云："夫痈气之息者，宜以针开除去之，夫气盛血聚者，宜石而泻之，此所谓同病异治也。"陈实功先以葱艾汤冲洗，后用披针去顽肉，将脓血挤净，再用葱艾汤冲洗后封贴，此与现代外科清创术十分相似，再用补虚敛疮、养血健脾之方内服，药食同补，共助气血恢复腐脱肌生。

5. 热淫于内，治以咸寒

● 医案　罗谦甫治兀颜正卿，二月间因官事劳役，饮食不节，心火乘脾（火生土，火甚亦能侮土），脾气虚弱，又以恚怒，气逆伤肝，心下痞满，四肢困倦，身体麻木（热伤气，故麻木），次传身目俱黄，微见青色，颜黑（初起颜黑，故可治。色黑，湿也），心神烦乱，怔忡不安，兀兀欲吐，口生恶味，饮食迟化，时下完谷，小便癃闭而赤黑（湿热，故小便秘），辰巳（胃脾）间发热，日暮则止，至四月盛。罗诊其脉，浮而缓。《金匮要略》云：寸口脉浮为风，缓为痹。非中风，四肢苦烦，脾色必黄，瘀热已行。跌阳脉紧为伤脾，风寒相搏，食谷则眩，谷气不消，胃中苦浊，浊气下流，小便不通，阴被其寒，热流膀胱，身体尽黄，名曰谷疸（谷疸，寒热不食，食则头眩，心胸不安，小便难，久久发黄。此风寒相搏，谷气不消，胃中苦浊，小便不通，热流膀胱所致）。

处方：茵陈叶一钱　茯苓五分　栀子仁 苍术（去皮炒）白术各三钱　生黄芩六分　黄连 枳实 猪苓（去皮）泽泻 陈皮 汉防己各二分　青皮（去白）一分　作一服，以长流水三盏煎至一盏，名曰茯苓栀子茵陈汤，一服减半，二服良愈。

——《名医类案》

析要　《素问·至真要大论》云："热淫所胜，平以咸寒，佐以苦甘，以酸收之。湿淫所胜，平以苦热，佐以酸辛，以苦燥之，以淡泄之。"茵陈、栀子苦寒，能泻湿热而退其黄，为君；黄连、枳实苦寒，泄心下痞满，肺主气，今热伤其气，故身体麻木，以黄芩苦寒，泻火补气，为臣；二术苦甘温，青皮苦辛温，除胃中湿热，泄壅滞，养其正气；汉防己苦寒，去十二经留湿；泽泻咸平，茯苓、猪苓甘，平导膀胱中湿热，利小便而去其闭。

6. 寒淫于内，治以甘热

● **医案** 至元丙寅六月，时雨霖霪，人多病湿瘟。真定韩君祥某因劳役过度，渴饮凉茶及食冷物，遂病头痛、肢节亦疼，身体沉重，胸满不食。自以为外感内伤，用通圣散二服，添身体困甚。医以百解散发其汗（汗），越四日以小柴胡汤二服，复加烦热躁渴，又六日以三一承气汤下之（下），躁渴尤甚，又投白虎加人参柴胡饮子之类（清），病愈增。又易医，用黄连解毒汤，朱砂膏，至宝丹之类，至十七日后病势转增，传变身目俱黄，肢体沉重，背恶寒，皮肤冷，心下痞硬，按之则痛（心下痛，按之硬，手少阴受寒，足少阴血滞，执按之而痛为实则误），眼涩（眼涩为湿毒）不欲开，目睛不了了，懒言语，自汗，小便利，大便了而不了（此痞痛按之痛，为阴症，故小便利，大便了而未了，理中汤佳）。罗诊其脉紧细（寒），按之空虚（下焦无阳也），两寸脉短，不及本位。

此证得之因时热而多饮冷，加以寒凉寒药过度，助水乘心，反来侮土，先囚其母，后薄其子。经云：薄所不胜，乘所胜也。时值霖雨，乃寒湿相合，此为阴症发黄明也（身无汗，际颈而还，小便不利则发黄，今身自汗，小便利而发黄，明属寒湿）。

罗以茵陈附子干姜汤主之（茵陈附子干姜汤：附子、干姜、半夏、草豆蔻、白术、陈皮、泽泻、枳实、茵陈、生姜）。

《内经》云：寒淫于内，治以甘热，佐以苦辛。湿淫所胜，平以苦热，以淡渗之，以苦燥之。附子、干姜辛甘大热，散其中寒，故以为主；半夏、草豆蔻辛热，白术、陈皮苦甘温，健脾燥湿，故以为臣；生姜辛温以散之，泽泻甘平以渗之，枳实苦微寒，泄其痞满，茵陈苦微寒，其气轻浮，佐以姜、附，能去肌腠间寒湿而退其黄，故为佐使也。煎服一两，前症减半，再服悉去。又与理中汤，服之数日，气得平复。或者难曰：发黄皆以为热，今暑隆盛之时，又以热药治之而愈，何也？此一辨不可少。罗曰：主乎理耳。成无己云：阴症有二：一者始外伤寒邪，阴经受之，或因食冷物伤太阴经也；一者始得阳症，以寒治之，寒凉过度，变阳为阴也。今君祥因天令暑热，冷物伤脾，过服寒凉，阴气太胜，阳气欲绝，加以阴成寒湿相合发而为黄也。仲景所谓当于寒湿中求之，李思顺云解之而寒凉过剂，泻之而逐寇伤君，正以此耳。圣贤之制，岂敢越哉？或曰：洁古之学有自来矣。

——《名医类案》

析要 《素问·至真要大论》云："湿淫于内，治以苦热，佐以酸淡，以苦燥之，以淡泄之……寒淫于内，治以甘热，佐以苦辛，以咸泻之，以辛润之，以苦坚之。"本案方中，附子、干姜辛甘大热，散中寒，为君；半夏、草豆蔻辛热，白术、陈皮苦甘温，健脾燥湿，为臣。生姜辛温以散之，泽泻甘平以渗之，枳实苦微寒、泄其痞满，茵陈苦微寒、其气轻浮，佐以姜、附，能去寒湿而退其黄，为佐使。煎服一两，前症减半，再服悉去。

7. 微者逆之，甚者从之

● **医案** 聂巡司令子室，产后百日余，大肠燥结，虚火上冲，便血肠鸣，腹满短气，内外皆热，半月不能进饮食。医家皆以养血清火，愈药愈重。余诊得两手浮洪而数，按之无神，脾肾两脉更觉空虚。乃产后元气耗散，真阴不足，而非实热也。

用八味丸，清晨淡盐汤服三钱，用人参、白术、茯苓、甘草、归芍、麦冬、知母、莲肉等作煎剂。立方已闭，有议之曰：六脉浮洪，明是火症，若用八味丸，如以火济火也，断不可服。聂公曰：素仰此兄高明，姑试服之。投药便觉相宜，数帖诸症少缓。后以补中益气汤加白芍、麦冬，渐服渐减，一月而瘳。

——《陆氏三世医验》

析要 《素问·至真要大论》云："微者逆之，甚者从之。"本案患者乃产后元气耗散，真阴不足所致，而非实热，应从其表象治疗。龙雷之火，不可以水湿折之，投之以温补，则火自退。朱震亨曰：产后当以大补气血为主，虽有杂症，以末治之。此患者虽是火热，投寒凉之品清火则使病情加重，说明此症不是实热所致。其两手脉象洪数而空，则脉象亦显示此症非实热证。故投八味丸滋阴降火，则诸症少缓，后用补中益气汤大补元气则痊愈。

8. 结者散之

● **医案** 陈 肝气肆横，腹痛，向有瘕聚，法当疏泄。

青皮一钱 归须一钱 茺蔚子一钱 炒延胡一钱 郁金一钱 黑栀子一钱五分 南山楂一钱五分。

——《也是山人医案》

析要 《黄帝内经太素·杂病》云："胁下满、肝气聚也。因于喘息。则气逆行故气聚积。"肝气肆横，肝失疏泄，脏腑失和，气机阻滞，气聚腹中，应遵循《素问·至真要大论》中"结者散之"法则，法当疏肝解郁，行气活血。

9. 诸寒之而热者取之阴

● **医案** 王 肾窍开耳，胆络脉亦附于耳，凡本虚失聪治在肾，邪干窍闭治在胆，乃定例也。今年已六旬，脉形细数，是皆肾阴久亏，肝阳内风上旋蒙窍，五行有声，多动真气火风。然非苦寒直降可效。填阴重镇，滋水制木，佐以咸味入阴，酸以和阳。药理当如是议。

熟地 龟版 锁阳 牛膝 远志 茯神 磁石 秋石 萸肉 五味。

——《临证指南医案》

析要 《素问·至真要大论》云："诸寒之而热者取之阴。"本案以滋阴壮水之法以抑制亢阳亢之火邪。此为肾阴久亏、肝阳亢逆与内风上蒙清窍而导致的耳鸣暴聋，临床上多用熟地、磁石、龟甲、沉香、二冬、牛膝、锁阳、秋石、山萸、白芍等味厚质重之药，壮水制阳，填阴镇逆，佐以酸味入阴，咸以和阳为主，因症施治。

10. 土位之主，其泻以苦

● **医案1** 罗谦甫云：一小儿季夏身体蒸热，胸膈烦满，皮肤如溃橘之黄，眼中白晴亦黄，筋骨痿弱，不能行立。此由季夏之热，加以湿令，而蒸热薄于经络，入于骨髓，使脏气不平，故脾逆乘心，湿热相合而成此疾也。盖心火实，则身体蒸热，胸膈烦满；脾湿胜，则皮肤如溃橘之黄；有余之气必乘己所胜而侮不胜，是肾肝受邪，而筋骨痿弱，不能行立。《内经》云脾热色黄而肉蠕动（肉蠕动，不可指为筋惕肉瞤），又言湿热成痿，岂不信哉？所谓子能令母实，实则泻其子也。盖脾土退其本位，肾水得复，心火自平矣。又经曰治痿独取阳明（阳明为胃土，而方中独泻脾土，故曰土位之主。其泻以苦，所以清燥汤治痿用川芎、黄柏，良有以也），正谓此也。乃以加减泻黄散主之。

方以黄连 茵陈各五分 黄檗（柏）黄芩各四分 茯苓 栀子各三分 泽泻二分 作一服煎，热服食前，一服减半，待五日再服而愈。

——《名医类案》

析要 《素问·至真要大论》曰："土位之主，其泻以苦。"《素问·脏气法时论》云："脾苦湿，急食苦以燥之。"本案用黄连、茵陈之苦寒除湿热，为君；肾欲坚，急食苦以坚之，故以黄檗（柏）之苦辛寒强筋骨，为臣；湿热成烦，以苦泻之，故用黄芩、栀子苦寒止烦除满，为佐；湿淫于内，以淡泄之，故用茯苓、泽泻甘淡利小便，导湿热，为使。诸药合用，共奏清热除烦淡渗之功。

● **医案2**　省郎中张子敬年六十七，病眼目昏暗，唇微黑色，皮肤不泽，六脉弦细而无力。一日，出示治眼二方，问可服否？罗谦甫曰：此药皆以黄连大苦之药为君，诸风药为使，且人年五十，胆汁减而目始不明。况已年高衰弱，起居皆不同，此药不可服。只宜慎言语，节饮食，惩忿窒欲，此不治之治也。张以为然，明年春，除关西路按察使，三年致仕还，精神清胜，脉亦和平，此不妄服寒药之效也。《内经》曰：诸伐无过，是谓大惑，岂不信哉？

处方：只宜慎言语，节饮食，惩忿窒欲，此不治之治也。

——《名医类案》

析要　诸风药亦皆泻土，本案患者年六十七岁，脾胃虚而皮肉枯，重泻其土，使脾胃之气愈虚，而不能营运荣卫之气，滋养元气，胃气不能上行，膈气吐食，导致多种疾病产生。本案患者年高衰弱，不可服用苦寒之剂，只宜慎言语，节饮食，惩忿窒欲，此不治之治也。经曰：诛伐无过，是谓大惑，岂不信哉。

11. 火位之主，其泻以甘

● **医案**　罗谦甫治建康道周卿子，年二十三，至元戊寅春间，病发热，肌肉消瘦，四肢困倦，嗜卧，盗汗，大便溏多，肠鸣，不思饮食，舌不知味，懒言，时来时去，约半载余，罗诊脉浮数，按之无力，正应"浮脉歌"云："脏中积冷营中热，欲得生津要补虚。"先灸中脘，乃胃之纪也，使引清气上行，肥腠理；又灸气海，使生发元气，滋荣百脉，长养肌肉，又灸三里，乃胃之合穴，亦助胃气，撤上热使下于阴分，以甘寒之剂泻火热，佐以甘温养其中气，又食粳米羊肉之类，固其胃气，戒以慎言语，节饮食，惩忿窒欲，病日减，数月后，气得平复，逮二年，肥甚倍常。

——《古今医案按》

析要　《素问·至真要大论》云："火位之主，其泻以甘。"《素问·藏气法时论》云："心苦缓，急食酸以收之。"泻热补气，非甘寒不可，若以苦寒泻其土，使脾土愈虚，火邪愈甚矣，故医案中用甘寒之剂泻热。《素问·阴阳应象大论》云："形不足者，温之以气；精不足者，补之以味。"羊肉能补血虚，故本案食羊肉以补其虚，顾护胃气。

12. 塞因塞用，通因通用

● **医案**　汤二老病伤寒，已发汗矣，后忽下利，身热头微痛，神思昏愦。

一医认为合病下利，复用解肌发表药，病反增剧，有汗恶风。后易一医，认为阴虚，用理中合四物投之，遂彻夜不寐，妄有所见，躁烦谵语。一医云此协热下利也。用白头翁汤二剂后，病势略可，数日诸症不减，四肢厥逆，病家急甚。予诊其脉，浮按散大而数，沉按细数而有力。曰：向云协热者是也。第宜调胃承气汤下之，不当止用白头翁汤耳。坐中适有一医云：下利厥逆，可复下乎？予曰：《内经》云塞因塞用，通因通用。王太仆曰大热内结，淫泻不止，热宜寒疗，结腹须除，以寒药下之，结散利止，此通因通用之法也。彼医云：恐非仲景法。予曰：仲景深于《内经》者也。仲景云下利谵语，有躁屎也。厥逆者，热深厥亦深也，承气下之。此正仲景法也，又何疑哉？第此症初见时，下之即愈。今日数已久，元气将脱，不得竟下。因用人参二钱浓煎，送润字丸五钱，是时日将晚矣，夜半出躁屎数十枚。清晨利减十分之五，手足稍温。第沉昏更甚，问之不语，病家又危之。诊左脉微浮略数，右脉少沉微数无力。予曰：不足忧也。又用人参五钱浓煎，送润字丸二钱。日中又出躁屎数枚，溏便少许。薄暮大便不行，问之能语，索食，稀粥与之。是夜不服药，进糊粥二盏。明早身凉，神思清爽。此后用调养气血之药，少佐以清热之品，旬日，诸症悉去，第大便常燥结，用八物倍生地，调理月余而如故。

——《陆氏三世医验》

析要　《素问·至真要大论》云："塞因塞用，通因通用。"王冰注曰："又大热内结，注泄不止，热宜寒疗，结复须除，以寒下之，结散利止，此则通因通用也。"张仲景曰："下利谵语，有躁屎也。厥逆者，热深厥亦深也，承气下之。"此案正是仲景法也。此为伤寒得汗，表症已除，忽而下利，热邪传里，痞满燥实，当用下法。庸工妄投汤药，病邪增剧，虽仍然有下证，但由于日久不愈，元气虚惫，乃以参汤送润字丸。正虚不足则用人参培助；邪实有余，则用润字丸驱逐。

13. 审查病机，无失气宜

● **医案**　罗姓妇，24 岁，产后受病。适逢六月盛暑，产后三日，恶露不下，饮食不进。望之面紫，鼻孔眼角俱有淡血渗出，舌抵齿不收，大汗出，高烧，烦渴引饮，饮后即吐出，片刻又饮复吐，诊其脉浮而无力，其证为虚，所服之方生化汤加桃、红，已数剂，瘀血仍不行，二便不利。蒲老寻思良久，处方颇难，产后本喜汗出，产后脉虚，恶露不下，少腹满，为常见证，但高烧口渴而吐，眼鼻渗血，舌出抵齿，均非产后常有之证。然而服芎、归、桃、红数剂恶露亦不下，病势反加，考虑其因，中暑伤气，其脉亦虚，加之口渴、汗出为暑病之证，按古人中暑脉虚、烦热、汗出、口渴，为人参白虎汤证，但产后恶露不下，小腹胀满，饮后即吐，水不下行，非白虎所宜。以清为主，通瘀为佐。于是权变施治，用二香饮加味：鲜藿香二钱，香薷一钱五分，杏仁二钱，扁豆花三钱，滑石块三钱（布包），生甘草一钱，鲜荷叶半张，银花三钱，藕节一两，茜草三钱。煎成频频予之，以代茶饮。服第一次仍吐出，再进则未吐，一剂服完，热退渴止，汗亦减少，第二剂去香薷、杏仁，加桃仁二钱、童便半杯，入药兑服，一小时后，即下黑血块，舌即收，眼鼻亦不渗血，始进稀粥，食后即安眠熟睡。

次日复诊，神志安静，脉息迟缓，主以归芪建中汤加藕节、黑豆、潞党参三钱，桂枝一钱五分，白芍二钱，炙甘草一钱，生黄芪三钱，当归一钱五分，藕节五钱，炒黑豆五钱。连服二剂，瘀血已尽，微有淡血少许渗出，食、眠、便均正常，停药，以产后营养休息之。

——《蒲辅周医案》

析要　《素问·至真要大论》云："审察病机，无失气宜，此之谓也。"本案为产后受病，适逢六月盛暑，感受暑热之邪所致，故治疗应详查病因病机，考虑时令节气对疾病走向的影响。蒲氏常法生化汤治之，瘀血不行，病势反增，芎、归乃辛温性烈上升之药，芍、地乃柔腻下降之品，均不宜于暑，导致病势反而加重。故用藿香和胃辟恶，香薷芳香微温，除烦解热利水，乃祛暑之圣药，扁豆花和胃清暑，银花清热散结，杏仁利肺气，荷叶清热宣胃，滑石、甘草和中清暑，藕节、茜草通瘀散滞而不燥，一服暑消，再剂去香薷、杏仁不再宣通肺气，用桃仁、童便，破瘀结引血下行，一服而瘀滞尽去。临床治病，全在详察病因病机，时令季节，不可忽略。

14. 气积于胸中者，上取之

● **医案**　沈　产后未复，加以暑热上干，暑必伤气，上焦先受，头胀，微微呕恶，脘闷不晓饥饱，暮热早凉，汗泄不已，经水连至，热迫血络妄动，盖阴虚是本病，而暑热系客气。清上勿得碍下，便是理邪。勿混乱首鼠，致延蓐损不复矣。

卷心竹叶　生地　炒川贝　连翘心　玄参　地骨皮。

——《临证指南医案》

析要　《灵枢·卫气失常》云："其气积于胸中者，上取之。"本案患者系产后感受暑热之邪而发热，暑气上干。大凡暑与热，必伤人气分，气结则上焦不行，下脘不通，不饥不欲食，皆气分有阻，暑热伤气所致。阴虚是本病，暑热是客气，产妇产后大虚，尚未恢复，又感受暑热之邪，此为上实下虚之征象，故治宜清上勿致碍下、治上不犯中，中病即止而后复其虚。

15. 上气不足，推而扬之

● **医案**　罗谦甫治征南元帅不邻吉歹，年七旬，春间东征，南回至楚邱，因过饮腹痛，肠鸣自利，日夜约五十余行，咽嗌肿痛，耳前后赤肿，舌本强，涎唾稠黏，呕吐不能出，以手曳之方出，言语艰难，反侧闷乱，夜不得卧。罗诊得脉浮数，按之沉细而弦……疮发于咽嗌，名曰猛疽，此病治迟则塞咽，咽塞则气不通，气不通则半日死，故宜急治。是遂砭刺肿上，紫黑血出。顷时，肿势大消，遂用桔梗、甘草、连翘、鼠粘、酒黄芩、升麻、防风等分，咬咀，每服约五钱，水煎。清，令热嗽，冷吐出之。咽之恐伤脾胃，自利转甚，再服涎清肿散，语声出。后以神应丸辛热之剂，以散中寒，解化宿食而燥脾湿，丸者，取其不即施行，则不犯其上焦，至其病所而后化，乃治主以缓也。不数服，利止痛定。

——《名医类案》

析要　《灵枢·决气》云："上焦开发，宣五谷味，熏肤，充身泽毛，若雾露之溉，是谓气。"今公年高气弱，自利无度，致使气虚虚火上炎，胃中生发之气不能滋养于心肺，故咽喉肿痛、耳后红肿，《素问·阴阳应象大论》云："血实宜决之"，罗氏先以砭石刺其咽喉以通利消肿。《灵枢·官能》云："上气不足，推而扬之。"再以异功散甘辛微温之剂，温养脾胃，加升麻、人参，上升以传正气，故不数服而胸中快利痛止。

主要参考书目

［1］（唐）王冰. 黄帝内经素问［M］. 北京：人民卫生出版社，1987.

［2］（隋）杨上善. 内经太素［M］. 北京：人民卫生出版社，1983.

［3］王庆其. 黄帝内经病证学概论［M］. 北京：中国中医药出版社，2016.

［4］苏颖. 中医运气学［M］. 北京：中国中医药出版社，2012.

［5］（清）叶天士. 临证指南医案［M］. 北京：人民卫生出版社，2006.

［6］秦伯未. 清代名医医案精华［M］. 北京：人民卫生出版社，2006.

［7］（清）张乃修. 张聿青医案［M］. 北京：人民卫生出版社，2006.

［8］（清）吴瑭. 吴鞠通医案［M］. 北京：中国医药科技出版社，2012.

［9］（明）孙一奎. 孙文垣医案［M］. 北京：中国医药科技出版社，2012.

［10］（清）王泰林. 王旭高临证医案［M］. 北京：中国医药科技出版社，2019.

［11］（清）谢星焕. 得心集医案［M］. 北京：中国中医药出版社，2016.

［12］（清）孙采邻. 竹亭医案［M］. 上海：上海科学技术出版社，2004.

［13］（清）林佩琴. 类证治裁［M］. 北京：人民卫生出版社，2005.

［14］（清）王孟英. 归砚录［M］. 天津：天津科学技术出版社，2012.

［15］（清）俞震. 古今医案按［M］. 北京：人民卫生出版社，2007.

［16］（明）江瓘. 名医类案［M］. 北京：人民卫生出版社，2005.

［17］（清）王孟英. 王孟英医学全书［M］. 北京：中国中医药出版社，1999.

［18］（清）丁甘仁. 丁甘仁医案［M］. 北京：人民卫生出版社，2007.

［19］（清）孙一奎. 赤水玄珠［M］. 北京：中国中医药出版社，2011.

［20］（清）李文荣. 仿寓意草［M］. 郑州：河南科学技术出版社，2018.

［21］陈明. 刘渡舟临证验案精选［M］. 北京：学苑出版社，1996.

［22］施今墨. 施今墨临床经验集［M］. 北京：人民卫生出版社，2005.

［23］中国中医研究院. 蒲辅周医案［M］. 北京：人民卫生出版社，2005.

［24］（清）柳宝治. 柳选四家医案［M］. 北京：中国中医药出版社，2008.

［25］（清）程文圃. 程杏轩医案［M］. 北京：中国医药科技出版社，2018.

［26］王静波. 重订邵兰荪医案［M］. 北京：中国中医药出版社，2019.

［27］（清）吕留良. 吕留良医论医案集［M］. 北京：学苑出版社，2012.

［28］（明）陈实功. 外科正宗［M］. 北京：中医古籍出版社，1999.

［29］（清）徐大椿. 徐大椿洄溪医案［M］. 北京：人民军医出版社，2011.

［30］（明）陆士龙. 陆氏三世医验［M］. 北京：中国中医药出版社，2015.

［31］（清）费绳甫. 费伯雄医案医话［M］. 太原：山西科学技术出版社，2013.

［32］（明）王肯堂. 证治准绳［M］. 北京：人民卫生出版社，2014.

［33］（清）魏之琇. 续名医类案［M］. 北京：人民卫生出版社，1997.

［34］刘观涛. 孔伯华医案［M］. 北京：中国医药科技出版社，2006.

［35］颜德馨. 临床经验辑要［M］. 北京：中国医药科技出版社，2000.

［36］（元）罗天益. 卫生宝鉴［M］. 北京：人民卫生出版社，1987.

［37］（清）王式钰. 东皋草堂医案［M］. 北京：学苑出版社，2016.

［38］（金）张子和. 儒门事亲［M］. 北京：人民卫生出版社，2005.

［39］（清）沈璠. 沈氏医案［M］. 北京：中国中医药出版社，2016.

［40］（清）余师愚. 疫疹一得［M］. 北京：中国中医药出版社，2002.

［41］（清）刘奎. 松峰说疫［M］. 北京：学苑出版社，2004.

［42］麻仲学. 董建华老年病医案［M］. 北京：世界图书出版公司，1994.